荣 获

◎ 第七届统战系统出版社优秀图书奖

◎ 入选原国家新闻出版广电总局、全国老龄工作委员会
办公室首届向全国老年人推荐优秀出版物名单

◎ 入选全国图书馆 2013 年度好书推选名单

◎ 入选农家书屋重点出版物推荐目录（2015年、2016年）

U0206823

名医与您谈疾病丛书

小儿多动症
（第二版）

学术顾问◎钟南山　陈灏珠　郭应禄　王陇德

总　　主　　编◎葛均波　张雁灵　陆　林

执行总主编◎夏术阶　李广智

总　　　　编◎吴少祯

主　　　　编◎徐　通

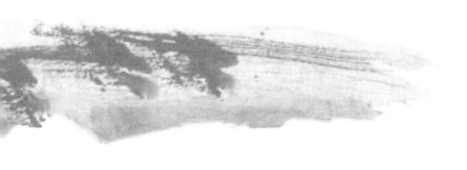

中国健康传媒集团
中国医药科技出版社

内 容 提 要

本书以问答的形式，就小儿多动症的发病原因、发病机制、临床表现、诊断、鉴别诊断、治疗和预后等方面作了较为全面、系统和翔实的回答。全书内容深入浅出，文字通俗易懂，科学性、实用性强，可供临床医生、患者及其家属阅读使用。

图书在版编目（CIP）数据

小儿多动症 / 徐通主编 .—2 版 .—北京：中国医药科技出版社，2021.1
（名医与您谈疾病丛书）
ISBN 978-7-5214-1991-7

Ⅰ . ①小…　Ⅱ . ①徐…　Ⅲ . ①儿童多动症－防治－普及读物　Ⅳ . ① R748-49

中国版本图书馆 CIP 数据核字（2020）第 167873 号

美术编辑　陈君杞
版式设计　南博文化

出版　**中国健康传媒集团**｜中国医药科技出版社
地址　北京市海淀区文慧园北路甲 22 号
邮编　100082
电话　发行：010-62227427　邮购：010-62236938
网址　www.cmstp.com
规格　710×1000mm $^1/_{16}$
印张　13 $^1/_4$
字数　186 千字
初版　2009 年 4 月第 1 版
版次　2021 年 1 月第 2 版
印次　2023 年 8 月第 2 次印刷
印刷　北京市密东印刷有限公司
经销　全国各地新华书店
书号　ISBN 978-7-5214-1991-7
定价　**38.00 元**

获取新书信息、投稿、为图书纠错，请扫码联系我们。

出版者的话

党的十八大以来，以习近平同志为核心的党中央把"健康中国"上升为国家战略。十九大报告明确提出"实施健康中国战略"，把人民健康放在优先发展的战略地位，并连续出台了多个文件和方案，《"健康中国2030"规划纲要》中就明确提出，要加大健康教育力度，普及健康科学知识，提高全民健康素养。而提高全民健康素养，有效防治疾病，有赖于知识先导策略，《名医与您谈疾病丛书》的再版，顺应时代潮流，切合民众需求，是响应和践行国家健康发展战略——普及健康科普知识的一次有益尝试，也是健康事业发展中社会治理"大处方"中的一张有效"小处方"。

本次出版是丛书的第三版，丛书前两版出版后，受到广大读者的热烈欢迎，并获得多项省部级奖项。随着新技术的不断发展，许多观念也在不断更新，丛书有必要与时俱进地更新完善。本次修订，精选了44种常见慢性病（有些属于新增病种），病种涉及神经系统疾病、呼吸系统疾病、消化系统疾病、心血管系统疾病、内分泌系统疾病、泌尿系统疾病、皮肤病、风湿类疾病、口腔疾病、精神心理疾病、妇科疾病和男科疾病等，分别从疾病常识、病因、症状表现、诊断与鉴别诊断、治疗和预防保健等方面，进行全方位的解读；写作形式上采用老百姓最喜欢的问答形式，活泼轻松，直击老百姓最关心的健康问题，全面关注患者的需求和疑问；既适用于患者及其家属全面了解疾病，也可供医务工作者向患者介绍病情和相关防治措施。

　　本丛书的编者队伍专业权威，主编都长期活跃在临床一线，其中不乏学科带头人等重量级名家担任主编，七位医学院士及专家（钟南山、陈灏珠、郭应禄、王陇德、葛均波、陆林、张雁灵）担任丛书的学术顾问，确保丛书内容的权威性、专业性和前沿性。本丛书的出版不仅是全体患者的福音，更是推动健康教育事业的有力举措。

　　本丛书立足于对疾病和健康知识的宣传、普及和推广工作，目的是使老百姓全面了解和掌握预防疾病、科学生活的相关知识和技能，希望丛书的出版对于提升全民健康素养，有效防治疾病，起到积极的推动作用。

中国医药科技出版社

2020年6月

再版前言

《小儿多动症》第一版出版至今已有十多年了，这十多年来，关于多动症各方面的研究和进展日新月异，浩如烟海的科研论文、数不胜数的专业书籍、各地层出不穷的专科门诊，都从侧面反映出多动症这个领域受到越来越多人的关注和重视，多动症已经真正成为一个公共卫生问题。作为家长、老师和众多非专业人士，十分渴望了解关于多动症的科学、通俗、实用的科普知识。

正是基于此，本书第二版应运而生。科技进步，知识更迭，本次再版更新了近年来多动症诊治的最新进展，并且更加注重并兼顾科学性与通俗性两者的融合。关于多动症的最新研究进展，简要介绍如下。

1.关于多动症名称：多动症属于神经发育障碍，从这个角度来讲，"小儿多动症"这个名称并不恰当，而是应该像"高血压""糖尿病"等疾病一样，称之为"多动症"。"小儿多动症"仅仅是指多动症在儿童时期的表现。

2.关于多动症病因：目前认为多动症由于神经发育障碍所致，有其病理改变。多动症的症状可以长期存在，70%患者的症状可以持续至青春期，30%~50%患者的症状可以持续终身，因此认为多动症应该是一个终身疾病。

3.关于多动症诊断：根据国际上最新修订的诊断标准，目前国内外关于多动症的诊断标准都增加了成人多动症的症状诊断条目，有利于对青春期和成人期多动症进行诊断。

4.关于多动症治疗：多动症的治疗上更强调规范化和标准化，强调综合治疗和长期治疗，强调家长、老师等在治疗中的作用，也强调长效药物在治疗中的优势。

期待本书能给广大家长、老师，以及儿童专业和非专业人士带来一些知识和帮助。需要提醒读者的是，书中涉及的处方药，一定在医师指导下应用，切不可擅自服用，以免发生不良后果。

诊务繁忙，仓促成书，书中可能有许多不足之处，敬请广大读者批评指正。

徐通

2020年7月

目录

症 状 篇

诊断与鉴别诊断篇

治疗篇

预防保健篇

常识篇

◆ 什么是"多动症"?

◆ "ADHD"代表什么意思?

◆ 多动症是一种新近出现的疾病吗?

◆ 为什么说多动症是一种"疾病"?

◆ 多动症是一种"时髦病"吗?

◆ ……

什么是"多动症"?

幼儿园的老师常常会发现,在班级里总会有一二个孩子无法适应集体的生活,他们活动过多,坐不住,不听老师的劝告,整天无目的地东走西跑,想干什么就干什么,吃饭时将饭撒得满地都是,午睡时翻来覆去睡不着,他们的头脑反应并不迟钝,可是怎么也静不下心来听老师讲故事。这些孩子到了小学后,表现就更为突出:上课坐不住,注意力不集中,听不进老师的讲课,小动作不停,爱大声说笑,逗惹同学,下课铃声一响,就如脱缰的野马一样奔出教室,乱奔乱跑,满头大汗,惹是生非,如果哪里的人多,就一定可以见到他的身影。女同学显得稍文静,但上课时也闲不下来,常玩辫梢、切橡皮、咬铅笔、咬指甲等。他们回家后做作业时的问题也很多,动作慢、效率差、经常出差错,一会儿要喝水,一会儿去小便,一会儿又要吃东西,需要家长的"严格看管"才能勉强完成作业,每天都要"磨"到很晚才能睡觉。他们对学习缺乏兴趣,厌学,有时放学不归,严重者打架、逃学,还会染上一些不良习惯,甚至可能走上犯罪道路。

这些孩子看上去并不笨,但学习成绩总是不好,常被人们称为"聪明面孔笨肚肠"。有的天资较好,对一、二年级的功课尚能应付,也能取得较好的成绩;但随着年级升高,学习难度加深,则学习成绩开始出现波动,然后逐步下降,最后出现不及格,甚至不能跟班,需要留级。父母和老师为这些孩子伤透了脑筋,反复教育、聘请家庭教师,甚至有的采用棍棒教育,都无济于事;抓得紧一些,表现可能会好一些,学习认真一点,成绩也可能会提高些,但是好景不长,不久又依然如故。实在没有办法的家长只得把孩子带到医院,请医生查一查,这孩子是咋回事,是否有"病"?

其实,这就是一个多动症患儿的典型表现。多动症又称之为"注意缺陷-多动障碍",是儿童时期最为常见的一种慢性心理行为障碍。此病主要表现为与年龄不相称的注意力不集中、活动过多、冲动任性等行为改变,常常伴有不同程度的认知障碍和学习困难。多动症常见于学龄儿童,但约有70%的患儿症状可持续到青春期，30%~50%的患儿症状持续到成年。多动症患儿的这些行为异常不但影响其个人的生活、学习和交往，还常常会给父母带来烦恼，给家庭带来不安，给学校带来麻烦，甚至可能会造成一些社会问题。该病已引起了广大家长、老师、医务人员及全社会的广泛关注，成为一种受到人们高度关注的公共卫生问题。

"ADHD"代表什么意思？

在国内外有关多动症的资料中，我们常常会看到"ADHD"这样的英文字母缩写，医生在多动症的诊断中也常使用"ADHD"一词，那"ADHD"到底代表什么意思呢？与多动症有什么关系？

其实ADHD就是英文"attention deficit hyperactivity disorder"的缩写，直译为"注意缺陷–多动障碍"，也就是我们平时所说的"多动症"。ADHD是国外学者对"多动症"的简称，它是1987年美国精神疾病诊断手册修订版（DSM–Ⅲ–R）有关诊断多动症的新标准中采用的一个诊断名称，1994年和2014年美国精神学会又对多动症诊断标准的内容作了进一步的修改，但"ADHD"这一诊断名称缩写并没有改动，目前在国内外教科书和文献中报道的多动症大多都用"ADHD"这一缩写词。使用ADHD后的诊断标准与以往有所不同，它强调了用"注意缺陷"和"多动冲动"两大主要症状来诊断多动症，而不像以前那样单纯依据"多动"或"注意缺陷"来诊断多动症，使得多动症的诊断更为全面和准确。

由此看，"ADHD"是大多数外国学者，尤其是美国学者对多动症的简称，目前国内学者也逐渐开始采用这一简称。

国外学者在使用"ADHD"这一诊断名称之前，还曾使用过"ADD"来表示多动症，ADD是英文"attention deficit disorder"的缩写，直译为"注意缺陷障碍"，是美国精神疾病诊断手册第3版（DSM–Ⅲ）在1980年制定的多动症诊断标准中使用的，该标准只以注意缺陷为主要诊断指标，因此对于多动症的诊断相对较为宽松，不够全面和准确，现已较少使用。

多动症是一种新近出现的疾病吗?

在20世纪70年代以前,"多动症"这一名称在我国还鲜为人知,到了20世纪70年代末、80年代初,人们对"多动症"的名称才开始逐渐熟悉,可经过这么多年,"多动症"已变得家喻户晓了,许多人都在问"为什么过去没有听说过多动症,这是不是一种新近才出现的疾病?"

其实多动症是客观存在的,现在有,过去也有。国外学者早在一百多年前就开始研究多动症,到了20世纪50、60年代后期对多动症的研究已很深入了,而那时我国还处于"文化大革命"时期,与国外的学术交流很少,医学界对多动症的了解也很肤浅,因此大家对多动症都感到很陌生。"文化大革命"结束后,特别是改革开放后,随着医学事业的发展,与国外学术交流的不断加强,我国医生开始认识了多动症,对多动症的研究也日益广泛和深入。

为什么说多动症是一种"疾病"?

孩子天真烂漫,"好动"是孩子的天性,也是正常的现象,要是孩子不动了,则肯定哪里出了什么问题!多动症的孩子虽具有多动、注意力不集中和冲动等表现,但各种常规的检查却查不出特殊的阳性结果,且随着年龄的增长这些症状又有所好转,甚至到了成人期这些症状可能部分或完全消失。因而不少人都在问:多动症究竟是一种正常的发育现象,还是一种"疾病"?有人甚至说,根本就不存在什么"多动症"!

到底多动症是不是一种病态呢?从自制能力的角度来看,不论哪个年龄阶段的儿童,都可以分为三类:第一类儿童的自制力很强,此类仅占少数;第二类自制力一般,这类儿童要占大多数;第三类儿童则自制力很差,这类也只占少数。这种"两头少,中间多"的分布情况也是人类自控能力的正态分布,多动症患儿就是在这种正态分布中处于自控能力较差一端的第三类孩子。尽管这种自我控制能力的"好"与"差"也是相对的,但也说明个体在大脑功能、心理素质或中枢神经类型等方面也确实存在着一定的差异。当自控能力差的儿童由此产生了一系列明显的多动症的症状，导致行为失控，并已影响到了学习、生活、人际关系和社会适应能力等方面，甚至出现了对抗、攻击、反社会行为或走向犯罪道路，那就很难再解释为正常的现象，而应该是一种"病态"。

尽管目前多动症的病因尚不清楚，但近年来国内外越来越多的研究发现，多动症患儿的脑部结构、脑血流变化、脑电活动、基因结构及执行功能等方面均与正常儿童有着比较明显的差异，而且这种差异是长期存在的。目前，无论是心理学家、教育家，还是神经、精神学家或儿科学家，都一致认为多动症不是正常的现象，而是由神经发育障碍引起的一种"疾病"！

多动症是一种"时髦病"吗？

"时髦"一词是指流行、风行的意思，所谓"时髦病"常指那些既往比较少见、而现在比较多见，且该疾病的发生与当今社会变化、现代生活方式密切相关的疾病，又常称之为"现代病"，如儿童的肥胖、近视、锌缺乏及性早熟等，也有人将多动症看作是一种"时髦病"。

直至20世纪70年代后期，我国才开始进行多动症的研究，在此之前人们对多动症还比较陌生，而近年来"多动症"这个词的传播速度快之惊人，几乎到了家喻户晓、人人皆知的程度了。甚至在日常生活中，如果哪个人表现得活跃、话多、动作多，别人都有可能开玩笑地说："你真是个多动症患者！""你小时候肯定是个多动症患者！"等，从这个意义上来讲，"多动症"也算个"时髦病"或"时髦词"了。

目前多动症的患病率已达3%~6%，有些地区的患病率还要高，且还有逐渐增加的趋势。现在为什么多动症的患者如此多？尽管此病的病因尚不完全清楚，但人们自然会想到，而且科学研究也已经证实，多动症确实与目前的社会发展、环境变化和生活方式改变等有一定的关系，因此多动症也可以称得上是一种"时髦病"！

为什么说多动症是一个公共卫生问题？

长期以来，多动症并未得到社会的普遍重视，人们最主要关心的是躯体疾病。但近年来随着社会的不断发展，人们对多动症的问题逐渐开始关注，对多动症的危害性也有了新的认识，多动症已成为一个重要的公共卫生问题。多动症具有以下几个特点。

（1）患病率高　多动症的患病率为3%~6%，据估计我国1461万~1979万的多动症患儿，是儿童期最为常见的一种心理行为障碍，已引起了广大家长、老师、医务工作者及全社会的广泛关注。

（2）损害严重　患了多动症后，尤其是重症或有共病的患儿，如果不能得到及时的诊断和治疗，病情会逐渐加重，不仅会影响自己的学习和生活，而且还会给家庭、学校和社会造成极大的伤害，也给家庭和社会带来沉重的负担。

（3）慢性过程　多动症呈慢性过程，症状持续多年，甚至终身存在。约70%的患儿症状会持续到青春期，30%~50%的患儿症状会持续终身，另外，继发或共患破坏性行为障碍及情绪障碍的危险性高，成年期物质依赖、反社会人格障碍和违法犯罪的风险增加。

（4）可治疗性　近年来大量的研究表明，多动症有有效、可用的治疗方法，而且这些治疗方法有循证医学的依据，取得了良好的治疗效果，多动症是疗效最好的心理行为疾病之一。世界卫生组织（WHO）还指出，如果诊断正确、治疗合理，多动症治疗可以花费相对较低的费用、取得更好的疗效。

根据WHO从患病率是否提高、损害是否严重、是否慢性、是否可以治疗等方面对多动症进行评估，多动症无疑属于一个重要的公共卫生问题，需要整合医学、教育、社会和家庭等各方面力量共同应对，消除对患儿的歧视，及早发现，及早治疗，才能取得良好的效果。

"多动症"这个名称确切吗?

其实,我们从国内外多动症的发展史中也可看出,多动症曾经有过许多定义和名称,有20多个,随着人们对多动症的不断认识,有些名称已经不用了,有的仍在使用。其中主要有以下几个名称。

(1)轻微脑损伤(MBD) 较早使用,认为多动症是脑损伤引起的,现已不用。

(2)轻微脑功能失调(MBD) 认为多动症是由于大脑功能的轻微失调所致,随着人们对多动症病因及发病机理的进一步研究,该名称现在已基本上不用,只有很少部分学者还在使用。

(3)多动综合征 简称"多动症",较早期就开始使用这一名称。其实"多动症"这一名称并不是最确切、最科学的,不过该名称通俗易懂,已为家长、老师和社会广泛的接受,现多见于学校、家庭、社会和科普报道中,在医学界少用。

(4)多动性障碍 国际疾病分类标准(ICD)采用,在英国及欧洲部分国家多用,我国精神疾病分类标准也采用"多动障碍"这一名称。

(5)注意缺乏障碍(ADD) 美国DSM-Ⅲ诊断标准采用,20世纪80年代使用,认为多动症的核心是注意缺陷,诊断较为宽松,现已少用。

(6)注意缺陷、多动障碍(ADHD;AD/HD) 美国DSM-Ⅲ-R、DSM-Ⅳ和DSM-Ⅴ诊断标准采用,认为多动症的核心是注意缺陷、多动及冲动,目前国内外学者大多采用该名称,当今国际上有关的教科书、期刊和文献资料也大多采用该名称。

尽管多动症的研究历史已有一百多年,但目前国内外学者对多动症的认识和观点并未完全一致,因此对多动症的分类和命名也比较混乱。这些命名尽管大致意思相似,但每种定义的内容和范围并不完全一样。值得注意的是,我们现在常用的"ADHD"和"多动症"名称,只是症状的描述性用语,并不涉及疾病的病因。

多动症的患病率有多少？

临床发现，目前多动症患儿是越来越多了，那多动症的患病率到底是多少？有关小儿多动症的患病率，各国学者早期报道的差异较大，从1%到30%，相差近30倍。如美国报道小儿多动症患病率为5%~10%、荷兰5%~20%、日本为4%，而英国则只有0.2%~1.3%。在我国早期各个学者的报道也不一致，广州1.3%~1.9%、福州2.5%、贵州12%、上海3%~10%。上海长征医院曾经在上海市区6个小学进行调查，结果多动症的患病率约为7%。

为什么早期多动症患病率的差异有如此之大？这主要是由于国际上尚缺乏诊断多动症统一的客观标准，各家报道所采用的调查方法不同、诊断标准不一致、掌握的尺度也不一样，另外各国和各地区之间的文化差异及老师和家长对症状的判断不同等因素都影响了患病率的结果。

不过，随着国际上有关多动症诊断标准的逐渐统一，现在国内外学者报道的多动症患病率已比较接近，如美国3.4%~4.7%，德国3.9%~9.0%，日本为4%，澳大利亚7.5%~11%、新西兰3.0%、巴西5.8%，近年来我国各地报道的多动症患病率为1.3%~13.4%，如北京8.6%、上海4.0%、天津3.8%、河南10.2%、哈尔滨6.9%、吉林10.8%、合肥10.6%、湖南7.3%、广州1.3%，综合国内7项大型的调查研究显示我国儿童多动症的患病率为4.31%~5.83%。目前国外学者一般认为，小儿多动症的患病率为3%~6%，粗略估计，我国有1461万~1979万多动症患儿！

多动症好发于什么年龄阶段？

虽然目前多动症的病因尚不完全清楚，但一般认为多动症是由神经发育障碍引起的一种心理行为疾病，与遗传、生物及社会心理等多种因素有关，也与患儿的个性、性格、高级神经活动类型及心理素质等有很大关系。这些因素大多都是与生俱来的，是发病的内因；另外，孩子在后天成长过程中，教育、家庭和社会环境等因素也有很大的影响，这是发病的外因，内外因共同作用的结果就导致了多动症。因此可以说，多动症可以发生于各个年龄期，但如果哪个年龄阶段生活中的矛盾比较突出，则多动症的症状也就会比较明显。

不少孕妇会觉得自己的孩子在腹中特别多动，这可能就是多动症最早的表现了，但这时候往往并不会引起人们的注意。在婴幼儿期和学龄前期，虽然孩子出现了多动、注意力不集中、易发脾气等表现，但由于对孩子的要求、约束较少，除了极少数特别严重的孩子外，大都认为这是孩子较顽皮而已，不会想到是患了多动症。而到了学龄期，孩子进入学校，必须遵守纪律，认真学习，此时矛盾就突出了，因而多动症的症状也就明显了，这才引起了老师和家长的注意，到医院去看多动症的孩子也多了。到了青少年期，这些孩子常常出现个性、行为的异常，而又常被认为是个人品德、教育的问题。至成年期，他们多动的症状大都明显减轻或消失，但仍可有注意力不集中和冲动、任性等表现，常常被认为是个性和素质问题。

一般来说，多动症的症状大都在学龄前期（＜6岁）就已经开始出现，而到了学龄期（7~13岁），进入小学后，学习和生活中的矛盾最突出，症状也最为明显，因而该时期到医院就诊的儿童也最多。

为何患多动症的男孩要比女孩多？

男孩和女孩多动症的发病率有差别吗？研究发现，多动症的发病有性别的差异，男孩的患病率要较女孩高，国外调查男女患病率之比约为4：1~9：1，国内调查为2：1~3：1。

男孩生性较女孩爱动，好动的占大多数，文静的较少；而女孩文静的占多数，爱动的较少。所以，多动症男孩多动的症状较为突出，多表现为"多动型"；而多动症女孩多动的症状则较少，多表现为"非多动型"。因此，如果仅从多动的角度来考虑多动症的诊断，则男孩的发病率要显著高于女孩。不过近年来人们倾向于综合诊断，诊断依据包括注意障碍、多动、冲动等，结果发现男女之间的差别并没有如此大。女孩虽然不多动，但自控力很差，注意力不集中、冲动，仍然可诊断为多动症。曾有学者报道，去掉男孩个性中较女孩多动的因素，侧重在自控能力、注意障碍方面来考虑多动症的诊断，则男女患病率之比在1.5：1~2：1，性别之间的差异明显减少了。研究发现，随着年龄的增长，男孩多动症的患病率会有所下降，而女孩的患病率则相对稳定。

为什么多动症的发病会有这种性别的差异？可能有以下几个因素：

（1）遗传学因素　遗传因素是多动症发病的一个重要因素，女性和男性在遗传基因上有差异，也就是说女性需要有更多的基因参与才能达到表型表达，因此发病率相对较少。不过，如果女孩患病则症状会更严重、预后也更差。

（2）围生期因素　在母孕期和出生时，男胎儿较女胎儿更易受到各种损伤和各种因素的影响。

（3）大脑成熟速度不同　研究表明，女孩大脑成熟的速度要较男孩快，对行为的控制要较男孩早。

（4）社会文化因素　中国传统的社会文化观念鼓励男性从事运动类活动、女孩从事安静的活动，这就造成男孩活动量都要较女孩大，活动范围也较女孩广。

（5）其他因素　有人还发现，男孩的多动行为与父母的严肃、不满、无同情心和惩罚严厉等有关，而女孩这种情况则相对较少。

什么时候该带孩子去医院看"多动症"？

我们在门诊经常发现，有不少家长带孩子来就诊时，孩子患多动症的病程已很长，而且病情也很重，结果治疗效果不够理想。究其原因，家长会说，孩子当时确实有多动症的表现，但孩子当时还小，还在上幼儿园，不需要进行治疗，所以等到上学以后才来医院就诊；有的家长认为当时孩子的学习成绩还好，也不需要去医院看病，直到学习成绩下降了，才来看病。那到底什么时候带孩子去看多动症最好呢?

我们知道,多动症可以发生于任何年龄,尽管在学龄期较多见,但多动症也会发生在婴幼儿期、学龄前期的儿童。如果家长、老师或保育员发现孩子有明显的多动、注意力不集中等表现时,说明孩子在行为上已有一些问题了。此时,应再用一段时间,认真仔细地观察孩子的行为特征,尤其是在需要安静、注意力集中时候的情况,如做作业、看书时;同时家长要及时和老师、保育员联系,进一步了解孩子在学校或幼儿园的表现;还要和老师一起对孩子加强教育,进行行为管理。当你能肯定孩子有多动症的早期表现,经教育、行为管理没有效果,怀疑自己的孩子可能患了多动症,就应该以正确的态度去面对,并早日带孩子到医院作进一步的诊治。

多动症是个慢性疾病,对孩子的影响也是逐渐加重的,如果要等到孩子上学以后或学习成绩差了以后才去医院,则孩子的病情会进一步加重,到那时治疗更加困难,治疗效果也就更差了。因此每位家长都应该学习有关多动症的知识,学会如何去观察孩子的行为,如果发现孩子有行为异常的表现,应及时带孩子到医院就诊。无论孩子是患了多动症还是其他的行为问题,都应早期发现,早期诊断,早期干预,才能取得良好的治疗效果。

带孩子去医院看"多动症",该告诉医生哪些内容?

当孩子有多动、注意力不集中等表现,家长怀疑自己的孩子可能患有多动症,带着孩子到医院就诊时,需要告诉医生哪些内容呢?

(1)心理行为异常情况 主要是自己观察到和老师、保育员反映的孩子异常表现。包括注意力集中情况,是否有多动表现,情绪怎样,是否冲动,上课是否认真听讲,回家做作业怎样,学习成绩怎样,与同学的关系怎样,是否有精细调节功能的异常等。另外还包括孩子行为和学习的变化情况,是否诊治过,治疗效果怎样。

(2)孕、产情况 主要包括母孕期情况,是否有先兆流产,是否患过疾病、精神刺激、服药及X线照射等，胎动情况；胎次、足月产、早产、过期产；是否剖宫产、出生时情况、难产、产伤、有否窒息抢救史、体重、是否患新生儿疾病等。

（3）喂养发育史　婴儿期喂养情况，何时能坐、能站、能走、能跑、能叫爸妈等；记忆力、学习成绩怎样；小时候是否有急哭、少睡、好动、走路不稳、倔强、注意力不集中、胆大等；有何特殊的饮食习惯。

（4）过去疾病史　过去是否患过各种急慢性疾病，如湿疹、佝偻病、高热、惊厥、哮喘、肺炎、脑炎、脑膜炎、心脏病、中耳炎、癫痫、头颅外伤及遗尿史等。

（5）家庭及环境情况　家庭组成人员有哪些，他们的职业、文化水平如何，家庭经济状况如何，家长对孩子的教育方式，对待孩子是否严格或溺爱，家庭环境怎样，是否请家教或参加补习班，家长是否"陪读"等。家长年幼时是否有多动症的表现，家庭成员中有否患其他疾病，特别是精神疾病，是否有家族性遗传病史，是否有人吸烟、酗酒等。

由于医生和孩子接触的时间较短，又是在医院这个特殊的场所，所以医生能够直接从孩子那儿得到的信息有限，更多地需要靠家长介绍孩子的情况。家长除了自己平时观察孩子的表现外，还应从老师、保育员或其他知情人那里尽可能多地了解孩子的情况。如果家长能够提供给医生准确而又详细的病史，将有助于医生的正确诊断和治疗。

中医也有"多动症"这一病症吗？

中医学对多动症早就有了认识，虽然在中医中并无"多动症"这一疾病的名称，但在许多中医文献中均有类似病症的一些记载。

如《素问·阳阳脉解》篇曰："阳盛者则四肢实，实者则能登高也……阳盛则使人妄言骂，不避亲疏。"《灵枢·行针》篇曰："重阳之人，其神易动，其气易往也……言语善疾，举足善高。"《灵枢·通天》曰："太阳之人，居处于高，好言大事，无能而虚说，志发于四野，举措不顾是非，为事如事常自用，事虽败而常无悔，此太阳之人也"等。

一般将多动症归于中医的"失聪""健忘""疳症""虚烦""不寐""妄动""妄为"等病症。

近年来中医在多动症的研究方面做了许多工作，对多动症的临床诊治积累了较丰富的经验。

病 因 篇

◆ 儿童的心理发育可分为几个阶段?

◆ 什么是主动注意和被动注意?

◆ 多动症患儿的注意力有何特点?

◆ 多动症儿童的注意力不集中有何特点?

◆ 多动症患儿存在哪些心理缺陷?

◆ ……

儿童的心理发育可分为几个阶段？

根据儿童心理发展的特征，一般可划分为以下5个心理发展阶段：即婴儿期：0~1岁；幼儿期：1~3岁；学龄前期：3岁至6~7岁；学龄期：指从小学起（6~7岁）到进入青春期（12~14岁）；青春期：12~18岁。

儿童在上述各个阶段的心理发展是相对稳定的，其发展的速度和变化过程也相对恒定。但儿童的心理发展并不是一种绝对的、僵化的过程，而是一个可变的过程，不同发展阶段的发展速度并不相同，不同群体、不同个体之间也可能存在着发展的差异；另外，居住环境、社会和教育条件的不同也使儿童群体或个体的心理发展出现差异。

什么是主动注意和被动注意？

心理学家根据注意有无目的和是否需要主观努力，将注意分为两种类型即：主动注意和被动注意。

主动注意又称为有意注意，是一种有预定目的、需要作一定意志努力的注意，受到人的意识的自觉调节和支配。如学生在上课时，虽然教室外有人嬉闹，但仍需要克制自己，专心听老师讲课，而不去注意外面的嬉闹；在热闹的晚会上，有许多人都在讲话，但是你能侧耳听清你想听那个人的讲话，这样的注意就是主动注意。又如司机在马路上开车，必须集中注意马路上的车辆和行人，防止撞到别人，这也是主动注意。平时我们所说人的注意力，就是指主动注意力。主动注意可分为三个基本过程即：注意的选择、注意的维持和注意的转移。

被动注意又称为无意注意，是一种与主动注意相反的注意，是事前没有预定的目的，也不需要主观意志的努力，是一种自然的注意。例如，学生正在听课的时候，教室外面的吵闹声、马路上高调的汽笛声等，都会引起和转移学生的注意，这些都属于被动注意。

婴幼儿时期主要是以被动注意为主，随着年龄的增长，活动范围的增加，则儿童的主动注意也逐渐增强。不过，主动注意和被动注意在一定的条件下也是可以相互转换的，如果上课时老师的教学方法灵活、多变、吸引人，就很容易吸引同学们的注意，变被动注意为主动注意。但如果老师的教学方法单调、内容乏味，同学们的注意就很容易分散，主动注意又变成了被动注意。

多动症患儿的注意力有何特点？

注意障碍是多动症患儿主要临床表现，其注意活动有以下一些特点。

（1）被动注意占优势　多动症患儿容易对新刺激、环境中发生的变化产生反应，而对需要主观努力的主动注意能力则比较弱。因此，上课不能集中注意听老师讲课，"开小差"，眼睛东看西看，手脚乱动不停，一节课下来，不知老师讲了哪些内容，也不知道老师布置的作业。

（2）注意范围很狭窄　老师在讲课时，注意范围广的学生，能把老师讲课的内容全部记下来、背下来或讲出来。而多动症患儿由于注意力不集中且注意范围狭窄，只能吸收老师讲课内容的一小部分或比较感兴趣的部分，甚至一节课下来一无所知。

（3）注意的稳定性差　学生应该把注意长时间保持在学习上，但由于多动症患儿的主动注意较弱，不能长时间把注意保持在学习上。一般一、二年级学习的内容较浅易懂，尚能保持注意，还可以取得较好成绩。但到了三年级以后，随着学习难度的增加，学习成绩就逐渐下降了。

（4）注意力容易分散　因多动症患儿被动注意相对亢进，容易受刺激物的影响，常使注意力离开应该从事的活动，而去注意那些不应该注意的事物上去。如上课时不专心，想打游戏机、看电视，或被课堂外的事物影响而分散注意，必然会降低学习效果。

（5）注意选择能力差　学生的主要任务是学习，学习是其成长过程中必须经过的道路。多动症患儿缺乏这种选择能力，把学习看成是苦差事、受罪，对学习不感兴趣，不能把注意力集中到学习上去，而去注意那些活动多变的场面，如看电视、打游戏机等活动，而这些并不是他们应该选择的注意对象。

（6）注意分配很困难　当同时进行两种以上的活动时，多动症患儿常常出现分配困难，很难把注意同时保持在需要注意的活动，而极易把注意分散到另一活动上去。

多动症患儿的注意力不集中有何特点？

从心理学观点来看，人的注意可以分为两种：主动注意和被动注意。多动症患儿的注意障碍主要表现为主动注意的减弱，而同时被动注意的相对亢进。

多动症患儿在上课时不能集中思想听老师讲课，难以约束自己，思想容易开小差，有些患儿一节课只能听讲5~10分钟，甚至更少，他们对讲课内容根本没有听进去，常常"一问三不知"。回家做作业时注意力也难以集中，东看看，西摸摸，再"整理"书包，消磨时间，一会儿要喝水，一会儿去小便，一会儿又要吃东西，一会儿又要给同学打个电话……，效率极差，只需1个小时就可以做完的作业，他们往往3~4个小时也完不成，需要家长反复督促，每天都"磨"到很晚才能睡觉。他们动作慢、拖拉，丢三落四，经常忘事、丢失文具或学习用品，作业时经常看错、看漏题，甚至在考试时都难以集中精力答卷，待老师催促时才草草交卷。这些孩子注意力极易随境转移，受环境干扰而分心，周围的任何事物都能引起他们的兴趣，如窗外别人的讲话、墙上的小虫、天空中的苍蝇都能吸引他们的注意力。他们无法长时间地专心致志于某件事，做事虎头蛇尾、杂乱无章。轻症者尚能集中注意听有兴趣的故事、观看喜爱的电视节目、玩自己喜欢的游戏；重者则对任何事物都不感兴趣，哪怕是他们最喜欢的事情，如看电视或玩游戏时，也无法安定地坐上几分钟。

注意障碍是多动症患儿最主要的症状之一，几乎每个患儿都有不同程度的注意力不集中表现。多动症患儿的注意障碍主要有以下几个特点。

（1）主动注意时间缩短　他们并非没有主动注意，只是主动注意持续的时间短，相反被动注意的时间就相对延长。

（2）选择性注意力差　不能从同时感觉到的各种刺激中选择性地注意某些刺激，而忽视另外一些刺激。

（3）多在注意时间长久时发生　往往是在刚开始做某一件事时主动注意力尚可，但随着注意时间的延长，注意力不集中就越来越明显了。

（4）枯燥环境中容易发生　如果面对生动活泼的情景，则注意力可以集中一段时间，而在单一枯燥的环境中则注意力难以集中。

（5）极易受外界环境干扰　在安静的环境中主动注意力尚可，但当外界出现各种干扰时，则特别容易分心。

多动症患儿存在哪些心理缺陷？

多动症患儿主要的心理缺陷有。

（1）注意障碍　是多动症患儿主要的心理缺陷，常常表现为注意集中困难，不能专心听课或做作业；容易被外来刺激干扰，分散注意力；不善于注意的分配和转移，严重影响对新事物的认知、理解和记忆。

（2）情绪不稳定　同样一种刺激，对一般学生来说，不会引起激惹或情绪波动，而对多动症患儿来说，就可能产生激惹，引起冲动、发脾气，或悲伤、忧虑等。

（3）自卑恐惧心理　多动症患儿因为行为问题、情绪问题和学习成绩差等原因，不受同学、老师的欢迎，常受家长的责备或惩罚，甚至打骂，因此容易产生自卑和恐惧心理，害怕家长的惩罚，有时不敢回家或害怕上学。

（4）反感厌恶情绪　由于经常受到家长训斥、打骂，老师、同学的指责，就会产生反感和厌恶情绪。有时会产生一种逃避现实的思想，采取说谎、欺骗的方法来应付家长，甚至出现逃学、出走等错误行为。

（5）意志不坚强　多动症患儿有时也能认识到自己的问题，也想下决心改正，或在外界的压力下也能完成作业。但由于缺乏坚强的意志和恒心，不能改正自己的缺点，或事过境迁，老毛病重犯，屡教不改。

（6）对学习不感兴趣　多动症患儿由于注意力集中困难，多动、冲动及认知困难等原因，导致学习成绩不稳定，逐渐出现学习困难。随着学习内容增多和难度的加深，患儿逐渐对学习失去兴趣，甚至产生厌学情绪，特别是对需要思考和记忆的功课，如算术、语文容易缺乏兴趣，但对一些情感性的活动，如唱歌、绘画、舞蹈、看电视等仍能保持一定的兴趣。

多动症有哪些常见的病因？

这是一个很复杂的问题。尽管人们对此病已进行了一百多年的研究，但是迄今为止有关多动症的病因仍不完全清楚。不过目前国内外的学者一般都认为，多动症的发病是由多种因素共同作用的结果，而不是单一的因素，这些因素包括遗传因素、生物因素、社会因素和心理因素等。

（1）遗传因素　通过对多动症的家系调查、双生子研究及基因分析等，均发现多动症具有明显的遗传性。

（2）轻微的脑损伤　主要指胎儿期、新生儿期或婴幼儿期的脑损伤。引起轻微脑损伤原因很多，如母孕期异常、新生儿脑缺氧、脑缺血及其他各种原因造成的脑损伤等。

（3）大脑发育异常　研究发现部分多动症患儿大脑的发育异常，如脑体积和结构变化、特定化学物质改变、特定脑区活动改变等。还有人认为多动症患儿的大脑发育要较正常儿童延迟。

（4）环境因素　包括孕产期不良因素，如母亲吸烟、饮酒等，工业化引起的环境污染，过度的铅暴露等。

（5）社会心理因素　包括家庭、学校和社会因素及儿童自身的心理因素等。

（6）其他　有报道某些微量元素的缺乏或中毒等也可能与多动症的发病有一定关系。

多动症发病的危险因素有哪些？

虽然目前多动症的病因尚不清楚，但人们经过长期的观察后发现，在儿童出生前后，某些特定的血缘、行为和家庭特点能够增加他们患多动症的概率。虽然这些因素并不会直接导致多动症，但具有这些特点的儿童要比其他儿童更容易发生多动症，这些因素也就是多动症发病的危险因素。国外学者总结出常见的多动症危险因素包括。

（1）家长和家庭特征　家长患有多动症，或有多动症的家族史，则孩子患多动症的可能性明显增加。另外，父母文化程度低、经济地位低、家庭矛盾大、单亲家庭等也是危险因素。

（2）母孕、围生期特点　母孕期有并发症的母亲，其孩子患多动症的概率大，可能是因为并发症影响胎儿正常脑发育的缘故。其他相关的因素包括母亲的抽搐发作、母孕期吸烟、酗酒、体质差、住院次数多、羊水污染、新生儿头围小、呼吸困难、出生后有神经系统受损的体征、分娩后胎盘的重量和产后母亲健康状况等。另外早产儿和低体重儿长大后可能成为多动症的风险是普通儿童的5~7倍，尤其是伴有少量颅内出血的新生儿，有高达40%在童年后期可能发展为多动症。

（3）婴幼儿特点　那些过度活泼、运动协调能力迟缓或健康状况差的儿童，患多动症的危险性较大。另外，那些关注外界事物或玩具时间短暂、不能一直追踪视野内物体或对外界刺激有强烈反应的孩子也是患多动症的高危人群。

（4）学龄前期特点　伴有过度活动、高度注意力不集中、情绪障碍、性情消极和尖刻的学龄前儿童长大后易患多动症。另外，家长的人格异常，特别是母亲的消极、挑剔、严厉或充满敌意的管教模式，都是形成多动症的危险因素。

将这些多动症发病的危险因素按其危险因子的大小排列如下：①婴儿期和学龄前期活动水平明显增加；②多动儿童经常遭受家长的批评或强制性行为；③有多动症家族史；④母孕期吸烟、饮酒、体质差；⑤母孕、围生期出现的并发症（尤其是早产、颅内出血和低体重）；⑥单亲家庭，文化水平低；⑦婴儿身体素质差，运动语言发育迟缓。

如果能早期发现多动症的这些危险因素，对于早期预防和治疗是很有益的。

多动症与遗传因素有关吗？

我们在门诊中常常发现，不少多动症患儿的家长也有注意力不集中、性格急躁等现象，而追问病史，他们在儿童时期也有类似"多动症"的表现。那多动症与遗传有关吗？尽管目前多动症的确切病因尚不清楚，但国内外大量的研究都表明，多动症与遗传因素有着密切的关系，遗传是多动症的重要病因之一。

根据家系调查表明，多动症具有明显的家族聚集性，在一级亲属中罹患概率为总体人群的5~7倍，二级亲属中罹患概率也明显增高。父母中如果有一方是多动症的话，他们的孩子有50%可能是多动症；如果一个儿童患有多动症，那么其家庭成员罹患多动症的风险为普通人群的5倍；有人估计20%~60%多动症患儿的父亲或母亲儿童期也曾患有多动症。有学者报道多动症患儿的一级亲属同病率为10.9%，而对照组仅为1.6%。还有学者报道在多动症患儿中，36.4%的父母在幼年时也有顽皮、多动，29.1%的同胞有类似症状，40.5%的亲属患有各种神经精神疾病或性格障碍。另外，对于双生子的研究也支持多动症与遗传有关的理论。近期几项大型双生子研究显示，多动症的遗传度为55%~97%，平均为80%，而其他因素仅为1%~20%。至于多动症的遗传原因及方式等尚不清楚，一般认为是一种多基因遗传。

不过，我们也常常听到有的家长会这样说"我们两位家长都是大学生，都很优秀，为什么我们的孩子还是多动症？"虽然说多动症与遗传有关，但到底是怎么遗传的尚不清楚。我们只能说假如家族中有多动症患者的话，那么他们的下一代患多动症的概率要高一些，并不能说他们的后代一定就是多动症，而且多动症的病因很多，遗传只是一个方面，即使家长优秀，并不能保证孩子不是多动症。应该注意的是，即使孩子是多动症，也没有必要去追究到底哪个家长是多动症。

什么是神经递质，与多动症有何关系？

人的各种功能，如说、做、唱、想等，都是大脑通过神经来指挥和控制的，而大脑与神经之间的联系主要是通过一种称之为"神经元"之间的传递来实现的。人脑大约有1000亿个神经元，每个神经元有成千上万个称之为"突触"的部位，神经元与神经元之间就是通过突触相互联系的，从而构成极其复杂的神经网络，传递各种信息。这种信息传递，称为突触传递。而突触传递则是通过释放一定的化学物质来进行的，这种化学物质就称之为"神经递质"。

脑内的神经递质有数十种，如去甲肾上腺素、多巴胺、5-羟色胺、乙酰胆碱和氨基酸等。这些神经递质可分为两大类，即兴奋性和抑制性神经递质，也有的神经递质具有双相的功能。兴奋性神经递质作用于下一级神经元，使得下一级神经元出现兴奋性的变化，而抑制性神经元可使得下一级神经元出现抑制性的变化。

大多数学者都认为，多动症的发生与大脑内的神经递质异常有关。他们认为，多动症患儿大脑内兴奋性神经递质不足，而抑制性神经递质过多，最主要的神经递质变化是去甲肾上腺素和多巴胺的不足，就好像是机器里的润滑油少了一样，从而导致脑内信息传递异常，引起多动症的各种症状。

多动症患儿的脑解剖有何异常？

如果人脑出现了异常，则会引起人的思想、情绪、语言、行为及躯体等多方面的改变。自20世纪40年代开始，人们就将大脑损伤与多动现象联系起来，提出了多动症可能是一种"轻微脑损伤"或"轻微脑功能失调"

等学说，并一直在寻找造成这种障碍的生物学基础或解剖学异常。近年来随着影象学的迅速发展，特别是磁共振（MR）技术的出现，使得这一设想成为可能。

曾有学者用头颅常规X线摄片和CT对多动症患儿的大脑结构进行了检查，但并未发现有明显的异常。近年来，不少学者采用MR对多动症患儿的大脑进行了检查，发现多动症患儿的脑解剖与正常儿童之间存在着许多差异。如多动症患儿全脑与小脑体积小于正常组，右前脑皮层较对照组小，且额叶失去了正常儿童的对称性；有人发现多动症患儿的右额叶比左额叶小；还有人发现多动症患儿大脑矢状面积较小，尤其是胼胝体膝部、压部及前部较对照组小，右侧尾核也较对照组小，失去了正常儿童的对称性。最近有学者还用最先进的功能MR（fMR）检查多动症患儿的脑部，也发现了相似的结果。

人的各种感觉和运动功能都在大脑的额叶进行分析、综合和调节，胼胝体是连接两侧大脑半球的神经组织，与信息传递等功能有关，对人体各种功能的调节都起着重要作用。因此，有人提出多动症患儿由于大脑解剖学的异常使得"前额叶-纹状体环路"出现障碍，从而引起患儿的心理和行为异常，成为多动症的病理基础之一。随着检查手段的不断更新，相信会发现更多有关多动症患者的大脑解剖形态学异常。

多动症患儿的执行功能有何异常？

近年来，越来越多的研究开始关注多动症患儿的执行功能，所谓执行功能就是指人们在实现某一特定目标时，以灵活、优化的方式控制多种认知加工过程协同操作的能力，主要包括注意和抑制、任务管理、工作记忆、计划和监控等方面，是一个系统工程。有人将执行功能比喻成一个交响乐团的演出，在这个乐团中，可能每位音乐家演奏得都非常好，但是，如果没有指挥家来组织、协调各个乐队的成员，以及向演奏者传递对音乐的整体理解，乐队就可能乱套，就不可能演奏出精彩的音乐。

　　研究发现，多动症患儿在多项执行功能中均存在着缺陷，以至于出现各种异常表现。与正常的儿童相比，多动症患儿通常在抑制、警觉、工作记忆、计划任务中的表现更差。在工作记忆领域，多动症患儿在言语存储和言语"中枢执行"方面存在一些缺陷，尤其在空间存储、空间"中枢执行"方面的损害最为明显。美国学者认为，多动症最主要的缺陷是行为抑制，由于抑制障碍导致了四个主要的神经心理功能缺陷：工作记忆、情感、动机控制、语言内化和重构。不过，也有观点认为多动症患儿执行功能问题并非很严重，仅存在于执行功能中的某些方面（如反应抑制、工作记忆）。

　　执行功能异常是目前多动症研究的热点之一，但到底这种异常是因还是果？其实质又是什么？目前还不得而知，要在大脑复杂的控制网络中揭示执行功能与多动症的确切关系，尚需进一步的研究。

多动症患儿的强化机制有何异常？

　　如果对一种反应给予一个阳性的刺激，使之能够产生进一步的反应，这就是"强化"的作用，这个过程就是"强化"过程。强化的过程在我们日常生活中到处看见，如小儿哭了，你去抱他一下，他下次想要你抱他时，很有可能又会哭，因为你"抱"的动作强化了他的哭，"抱"对于他的哭是一个强化物。我们常说"会哭的孩子有奶吃"，就是强化机制的作用，这是一种正常的强化过程。

　　国外早有学者发现，多动症的儿童喜欢得到立即的奖励（强化物），而不愿去等另一个更大的、只是稍微迟到的奖励，这就是其强化机制的异常，又称之为多动症强化机制"缩短的延迟成分理论"。

　　根据多动症的强化机制改变，如果"强化"立刻给予，则对多动症患儿的强化作用要明显强于正常儿童，其反应要多于正常儿童，因而临床常表现为"多动"。而当"强化"的程度发生改变时，其对强化的反应也随之改变，表现为"行为的多变性"。而当"强化"没有立即给予时，则强化的效果会显著下降，可能出现"注意力的不集中"表现。另外，由于多动症患儿喜欢得到立即的奖励，因此在他们做出任何成绩或进步时，应立即予以表扬和奖励，这样强化的效果就好，反之强化效果就差。

多动症强化机制异常可以通过人和动物的强化实验进一步得到验证，多动症的主要临床表现都可以用强化机制的异常来解释，而且还可以根据强化机制对多动症患儿进行强化治疗，因此有学者甚至将多动症称之为一种"强化缺陷疾病"。

多动症患儿的免疫功能有何异常？

近年来，医学免疫学发展迅速，不少学者发现，多动症患儿的免疫功能也有异常，认为免疫系统的异常也与多动症的发病有一定的关系。

（1）多动症与感染的关系　有学者发现，多动症患儿出生于9月份的较多，也就是说，他们母亲怀孕的前3个月刚好是在晚冬和初春，而这一时期正是病毒感染的高发时期。有学者报道了多动症与链球菌感染的关系，发现当多动程度严重时，其抗核抗体和抗"O"滴度也增高，且与病情程度一致，而经抗感染治疗后，症状也明显好转。这些结果提示多动症与感染或感染后的免疫反应有一定的关系。

（2）多动症与变态反应的关系　有人发现，在多动症患儿中，免疫性疾病的发病率增高，两者有相关性。不过在免疫性疾病的患者中，多动症的发病率并不高，相关的免疫指标也无特异性变化。

（3）多动症与特异性免疫的关系　有人报道，多动症患儿血中补体C4降低，C4Q0基因频率增高，而C4Q0与多巴胺受体DR4基因有关。多动症患儿同时具有两个等位基因者有55%，而正常组只有8%。有学者发现多动症患儿的外周血白介素-1和白介素-2水平降低，而肿瘤坏死因子显著降低。这些结果都提示多动症的特异性免疫功能发生了变化。

目前多动症与免疫功能之间关系的研究尚少，结果也不完全一致，两者的关系还有待进一步研究。

母孕期异常与患多动症有关吗？

母孕期主要指在母亲开始怀孕至孩子出生这段时间，研究发现母孕期的异常，尤其是3个月内的异常，与多动症的发生有一定的关系。母孕期的异常主要包括。

（1）营养不良　各种原因使得母亲进食少，或缺乏有营养的食物；双胎、多胎，使得胎儿营养缺乏、体重低，发育不良等。

（2）疾病　各种感染和中毒，包括细菌、病毒、支原体及其他各种病原体的感染。另外，还包括妊娠高血压、前置胎盘、早产、宫内窒息及产程过长等。这些疾病致使胎儿脑损伤或发育异常。据统计，大约20%的多动症患儿，曾有母孕期因先兆流产而保胎的病史。

（3）外伤　母孕期腹部受到外伤，可能会影响胎儿的神经发育。

（4）药物或X线照射　母孕期服用某些药物，接受X线检查或意外受到X线的照射。

（5）吸烟、饮酒　研究表明香烟中尼古丁和酒精能够造成胎儿特定脑区的发育异常。

（6）精神创伤　工作或家庭中的不愉快、不幸事件，造成母亲的心理和精神创伤。

由于母孕期这些异常，使得母体内胎儿的生长发育，尤其是中枢神经系统的发育受到影响，脑功能出现轻微的异常，致使孩子长大后易出现多动症。因此，做好母孕期的保健，对于预防多动症也是很有益的。

剖宫产的孩子容易患多动症吗？

近年来，我国产妇的剖宫产率居高不下，接近半数的产妇选择剖宫产子。有人认为，多动症发病率高与剖宫产率增高有关，剖宫产的孩子容易发生多动症。

有学者分析了226例剖宫产及181例平产的母亲孕、产期情况及子女患多动症情况，结果显示剖宫产、胎儿宫内窘迫、胎儿宫内发育迟缓3种因素与多动症的发病有显著相关性，是儿童多动症发病的危险因素。

有人认为，在自然分娩过程中，胎儿经过产道的正常挤压，可以促进大脑的初级成熟。而剖宫产因产道的改变，使孩子降临人世时的"环境"发生变化，新生儿没有经过产道的挤压，失去了一次关键的感觉（尤其是触觉）刺激脑部神经、建立感觉统合架构的机会，大脑就可能成熟的不完善，从而使孩子在成长过程中容易发生感觉统合失调。近年来，随着剖宫产孩子越来越多，感觉统合失调的儿童数量也呈上升趋势。事实上，这些孩子的智力一般都在正常水平或较高水平，但是由于他们的感觉统合失调，对外界的各种刺激不加筛选地全部接收，导致注意力易分散，不能持久集中于某一事物上，行为不能控制，智力水平不能得到充分发展，造成学习、运动和社会适应等方面的障碍，这些孩子上学后发生多动症的可能性也大。

不过，目前并无关于剖宫产儿童发生多动症的严格、正规、大样本对照研究，而且许多正常平产出生的儿童也同样可以患多动症，因此剖宫产的孩子容易患多动症也只是一种推想，两者之间是否有关系尚需进一步的研究。不过避免不必要的剖宫产，对减少儿童感觉统合和行为异常还是有益的。

是否独生子女容易患多动症？

这要看社会心理环境对独生子女的影响有多大。关于这个问题，目前也存在着有两种不同的看法。

一种看法认为独生子女更容易患多动症。因为独生子女在家中容易受到过度溺爱、娇生惯养，再加上社会交往少，很容易产生心理、行为和情绪障碍，导致多动症及其他心理行为问题的增多。但也有的调查发现独生子女中多动症的患病率并不比非独生子女高，甚至比非独生子女还低。这主要是由于城市儿童在早期就进入托儿所和幼儿园，提前体验了社会化的训练，充分弥补了独生子女在家庭中孤独、娇惯的不足。所以到了学龄期以后，独生子女多动症的发病率并不比非独生子女高。

目前并无有关独生子女多动症发病率的大规模调查数据。但值得注意的是，由于独生子女与同龄儿童接触较少，开始接触的时间也偏晚，长期处于独占父母和玩具的环境，易与其他儿童发生争吵、冲突，发生心理行为问题的比例是比较高的。此外，如果独生子女患了多动症，则可能会变得更加不容易控制自己，症状也可能要比其他患儿重，独生子女患了多动症后也会引起他们家长更多的焦虑和关注。

有过新生儿窒息史的孩子是否容易引起多动症？

新生儿窒息是围生期一种较为常见的急症。是由于各种原因，使得新生儿在一出生后不能立即啼哭，经过抢救以后才发出哭声的现象。从出生至发出第一声哭声的时间越长，表明窒息就越严重，严重的窒息会危及新生儿的生命。

新生儿的第一声哭很重要，因为它表示新生儿已经有了呼吸，大脑就可以通过呼吸获得氧气，从而使脑的血液循环和脑细胞的营养就有了保障。如果没有哭声，则说明新生儿的呼吸不通畅，窒息缺氧，脑细胞就要受到损伤。新生儿轻症窒息会妨碍脑功能的成熟，重症者则因脑部严重缺氧，可能发生器质性改变，甚至危及生命。

新生儿窒息可能会引起不同程度的脑损伤，重者会出现肢体功能障碍、智力低下、癫痫等疾病，而轻者则会引起脑功能的失调，待孩子长大后容易出现多动症。临床资料证明，多动症患儿中有16%左右有新生儿窒息史。因此，应加强围生期护理，注重对新生儿窒息的预防和治疗。

有过高热惊厥史的孩子是否容易患多动症？

高热惊厥是小儿时期经常出现的一种急症，多见于6个月至3岁的小儿，常发生于高热时，患儿突然出现神志不清、面色发绀、四肢抽搐等。高热惊厥持续的时间较短，一般不超过10分钟。患儿惊厥后常要睡觉，神经系统和脑脊液的检查无异常发现，两周后脑电图检查也无异常。

有过高热惊厥的病史是否容易患多动症呢？有学者曾调查过一组有高热惊厥史的小学生，结果发现这些学生中多动症的发病率并不比无高热惊厥病史的学生高。而另一学者则调查了一组多动症患儿的病史，发现有高热惊厥病史患儿的比例要高于无高热惊厥史的患儿。

目前，高热惊厥是否与多动症有关尚不清楚。不过如果高热惊厥的发作次数多、持续时间长、抽搐程度重，且发作后有神经系统阳性体征者，则肯定会对中枢神经系统有不同程度的损伤，待孩子长大后发生多动症和其他神经系统异常的可能性就大。

脑损伤会引起多动症吗？

早期人们就发现，有过轻微颅脑损伤的孩子，容易出现注意障碍、多动、冲动等行为异常的表现。因此，认为多动症可能就是由于脑损伤所引起，故早期曾把多动症称之为"轻微脑损伤"。但后来发现，临床上有许多多动症的儿童并无脑损伤的病史，也无神经系统异常的表现，而有过脑损伤的孩子也并不一定就会出现多动症，因此脑损伤与多动症之间并无必然的联系。

但目前一般认为，脑损伤还是与多动症有一定的关系。严重的脑损伤可能会出现智力低下、脑性瘫痪、癫痫等后遗症，但较轻微的脑损伤，特别是额叶的损伤可能是引起多动症的病因之一。常见的引起脑损伤的原因有。

（1）孕期妇女患病、营养不良、外伤、服药、酒精中毒、X线照射、吸烟、酗酒、情绪不佳等。

（2）分娩过程中创伤、难产、缺血、缺氧、滞产和早产等。有人调查了413例多动症患儿，其中72%有孕产期异常，15%为早产。

（3）新生儿期疾病、外伤、感染、营养不良等。

（4）婴幼儿期和学龄前期头颅外伤、脑部炎症、高热、惊厥、中毒等。

家庭环境与患多动症有关吗？

父母是儿童心目中最可爱、最慈祥、也是最有权威的人。对儿童的教养是父母的天职，父母的一言一行、兴趣爱好都对孩子的成长有着深远的影响，因此家庭环境对儿童的成长最有影响力，不同的家庭教育使儿童形成不同的心理品质。研究发现多动症儿童的行为与家庭环境密切相关，父母不良的教育方式、家庭关系不和谐及家庭环境不佳等都会影响孩子的行为，加重多动症的症状。

（1）父母不良教育方式　①父母教育子女方法简单粗暴，动辄打骂，极大地挫伤了孩子的自尊心和自信心，还可能使孩子产生逆反心理和怨恨情绪。②家长工作忙，负担重，或只顾自己玩乐，看电视、打牌、搓麻将，对子女不关心、不管理、不疏导，听之任之，使孩子缺乏教养。此时儿童虽然可自由发展，不受约束，但由于儿童缺乏适当的关心、爱护和管教，加之儿童神经系统功能发育不完善，认知能力、自控能力均较差，易发生行为问题。③对孩子期望太高，严加看管，使孩子失去"自由"，缺少与小朋友的交往，缺乏独立性和自主性，常常处于高度警觉状态，产生极大心理压力。④对儿童过分溺爱，百依百顺，养成娇生惯养的自私心理，什么事都随心所欲，不受约束，害怕吃苦，不求上进，缺乏克服困难的勇气。⑤忽视子女的物质和心理要求。⑥家庭成员对待子女的观点不一致、产生严重分歧等。

（2）家庭关系不和谐　多动症患儿父母常比正常儿童父母存在更多的婚姻问题，家庭成员之间缺乏信任和支持，容易导致冲突，缺少亲密、轻松、积极、健康的家庭环境。父母之间经常吵架、讽刺、挖苦、相互漫骂、攻击，甚至分居、离婚，使得儿童精神常常处于紧张、压抑、恐惧、不安和矛盾的状态，容易出现神经兴奋异常、功能紊乱，难于自控，进而出现冲动、多动、注意力不集中、情绪不稳等行为问题。如果是单亲家庭，或父母和家庭成员中有精神疾病者，也会加重多动症的症状。

（3）家庭社会经济状况差　父母经济阶层低（包括受教育程度和职业、文化修养、经济收入）、下岗或有不良嗜好，家庭居住拥挤、学习环境差、家务活多等不良因素，常常会引起儿童心理、行为的异常，加重多动症的症状，也是多动症发病的危险因素。

一般认为，家庭环境因素并不是多动症发病的直接原因，而是加重或减轻病情的重要因素。

假如家长患有多动症，会对孩子产生什么影响？

由于多动症是一种遗传性的疾病，因此如果家长是多动症的话，那他的孩子因遗传而患多动症的可能性就增大。如果父母双方都是多动症的话，那他们的孩子患多动症的可能性就更大了。当然，也有可能家长是多动症，而孩子却不是多动症。

家长是孩子的榜样，家长的一言一行都影响着孩子，家长和孩子接触时间又多，所以孩子的行为特别容易受到家长的影响。如果家长是多动症的话，家长的一些不良行为将会对孩子产生负面的影响。孩子会模仿家长的一些行为，尤其是一些不良行为。假如孩子也是多动症的话，那他的症状就会加重，更容易出现各种共患疾病。

父母吸烟、饮酒与子女患多动症有关吗？

吸烟和饮酒在中国都是一种很普遍的现象，那么父母吸烟、饮酒是否与子女的多动症有关呢？

众所周知吸烟对人体的危害，如小儿和孕妇长期与吸烟者在一起，会导致"被动吸烟"，能直接作用于胎儿和小儿的脑血管，影响神经系统的正常发育。

国外学者调查后发现，在母孕期父母有吸烟史的儿童中，尤其是母亲吸烟者，则孩子发生多动症的可能性要明显高于对照组，且与吸烟的量成正相关。国内也有学者调查了233例多动症患儿，其中父母一方在母孕期有吸烟者为152例，占65.7%，明显高于对照组（43.6%），结果提示如果母孕期父母吸烟，则孩子易患多动症。不过国外也曾有报道，香烟中的尼古丁有短暂减轻多动症症状的作用。

有研究表明，少量的饮酒对人体是没有什么伤害的，甚至还有好处。因此，目前有人主张平时少量饮酒，以促进身体健康。但如果饮酒量过大，经常酗酒，那对身体是有害的，能影响机体的循环、消化和免疫等功能，还会对男性生殖细胞的活动力有抑制作用，从而影响精子的质与量，如果孕妇酗酒会直接影响胎儿的生长发育，产生胎儿酒精综合征（FAS）。有学者报道，如母孕期母亲有酗酒史，则FAS的发生率明显增高，孩子长大后多动症的发病率要高于对照组，且酗酒的量越大，发病率越高。国内也有学者调查了233例多动症患儿，发现其中父母一方在母孕期有饮酒史为69例，占29.6%，明显高于对照组（8.9%），提示父母饮酒，孩子也易患多动症。

不过，根据目前的研究资料，只能说父母吸烟、饮酒是多动症发病的危险因素，两者之间的关系尚需进一步的研究。

学校环境与患多动症有关吗?

学校环境也是多动症发病中不可忽视的重要因素之一，不好的学校环境会加重多动症的症状。

（1）教育方法不当 如果老师对学生教育方法不当，缺乏耐心，或要求过于严格，体罚歧视，采取打骂或侮辱人格的方法，可使孩子在精神上受到重大创伤，情感压抑，将严重影响儿童行为和情绪的发展，可引起"情景性活动过多"和注意力不集中，甚至产生对抗、反社会行为和青少年犯罪。有研究提示，如果学生在学校缺乏安全感，则常常会出现多动、注意力不集中和咬指甲等现象。

（2）学习风气不正　学生的学习观点不明确，对学习没有兴趣，沉溺于玩耍、打游戏、看电视等，易引起各种行为问题。

（3）教育制度影响　如果学校过分强调分数而忽视心理健康，学校内的气氛活泼不足而严肃有余，额外的作业太多，学习压力过重，也会诱发儿童行为异常。

一般认为，学校环境因素并非是多动症的主要病因，而是诱发和加重的重要因素。因此，我们应注意改善学校的环境，防治多动症。

社会环境与患多动症有关吗？

社会因素对健康的影响非常广泛，在疾病的发生、转归和防治过程中常常起着极其重要的作用。儿童生活在社会环境中，其行为的发展必然受到生物学因素和社会环境因素的综合影响。一般认为，多动症是由于生物学因素、心理因素和社会因素综合作用的结果，不良的社会环境是多动症发病的危险因素。

（1）社会风气　不良的社会风气，如吸烟、喝酒、父母离异，甚至吸毒等对儿童心理将产生巨大的不良影响。近年来外来思想文化的传播和影响，社会心理剧烈冲突，对社会主流文化产生了巨大的冲击力，这些因素给青少年的成长带来了直接的消极影响，使得儿童、青少年行为问题增多。多动症患儿由于自控力差，更容易受不良社会风气的影响，成为青少年犯罪增多的主要原因之一。

（2）社会经济状况　在社会因素中，较低的社会阶层、生活节奏快、经济状况差、脑力劳动加重、就业竞争增大等均可增加儿童的社会心理压力及精神紧张，引起心理行为障碍。

（3）社会文化环境　城市化和现代化步伐增快、电影、电视内容的影响、电子游戏的引诱，使得人们的世界观、人生观和价值观发生改变，也使得社会道德规范逐渐削弱。

（4）环境污染　随着工业化的发展，对环境的污染也逐渐加重，如工厂排出的废液、汽车废气及其他化学物品污染（油漆、一次性塑料制品等）。以铅污染较为突出，金属汞、砷、镉、铜等也可造成环境和机体污染中毒，影响儿童的生长发育，特别是神经系统的发育。有报道日常生活中常用的洗涤液、甲醛、香精、空气清新剂等也会让儿童出现行为异常表现。

缺锌与患多动症有何关系？

锌是人体必需的微量元素之一，人体内锌的含量为2~2.5g。锌有许多重要的生理功能，人体内100多种酶的组成都需要锌的参与，因此锌对于儿童的生长发育、营养吸收、伤口愈合、智力发育和行为控制等都有密切关系，有人认为缺锌也是多动症的原因之一。

锌对大脑发育及维持正常的脑功能都具有重要的作用。当缺锌时，脑组织中DNA合成减少，可引起三碘甲状腺原氨酸减少，结果使得脑神经纤维髓鞘的形成延迟，影响了大脑的功能。研究还发现，缺锌可使脑内超微结构改变，神经介质的反应性全面降低，造成记忆力、学习能力和注意力下降，探索活动减少，还可引起紧张、压抑、情绪多变、多动和攻击性行为等。动物实验还发现，大鼠先天性锌缺乏所引起的神经系统畸形特别明显。在临床上，缺锌儿童除了行为异常外，还常表现为生长障碍、智力低下、反复口腔溃疡、伤口不愈及异食癖（喜欢吃纸张、玩具、泥土、墙壁等）。

有人研究过多动症患儿的锌含量，发现多动症患儿锌含量比正常儿童明显降低，而补锌后症状改善，故认为缺锌可能与注意力不集中、多动、冲动等行为有关。

但我们也发现，有些多动症患儿的营养状况良好，锌含量并不降低；而有些锌偏低的多动症患儿，经过补锌后，症状改善并不明显。显然缺锌并不是多动症的主要原因。

铅中毒会引起多动症吗？

工业污染中，以铅的污染较为突出，铅中毒已越来越引起人们的关注。

铅中毒是一个慢性过程。研究发现，长期生活在有铅污染的环境中，不断接触微量铅，会干扰脑组织中多种生物酶的活性，影响神经递质的正常代谢，阻断突触前抑制过程，使大脑皮层的兴奋和抑制过程发生紊乱，产生行为异常和智力减退。

有学者报道，铅中毒的大鼠会出现许多行为问题，如注意力不集中、多动、冲动及学习困难等。产前铅暴露的婴儿神经发育和心理发育水平均较正常组差。国内有学者测定了120例多动症患儿的血铅，发现其血铅含量明显高于对照组儿童。部分原因不明的多动症患儿，经青霉胺驱铅治疗后，症状得到了缓解。还有人调查了2329名小学生后发现，高铅组学生的平均智能要低于低铅组学生。高铅组学生经治疗后，血铅水平恢复到正常，其运动、记忆、语言、空间辨别和注意力集中能力等也有所改善。

国外研究发现，凡是血铅浓度高于$1.93\mu mol/L$的儿童，精神功能和行为控制就会发生紊乱，逐渐变得散漫，组织能力差，上课注意力不集中，多动，学习成绩不良。

以上结果都支持铅中毒与多动症之间有一定关系的说法。铅中毒可能与多动症有一定的关系，但并非所有的多动症都有铅中毒，铅中毒并不是多动症发病的主要因素。

小儿贫血会引起多动症吗？

贫血是小儿造血系统常见的一种疾病，其中以缺铁性贫血最常见。铁是机体的重要营养元素之一，人体含铁总量为35~60mg/kg，人体每日需要量为6~16mg。

缺铁性贫血主要是由于铁的摄入不足所引起，容易造成各脏器的供血、供氧不足，也会影响大脑的发育。患儿常常表现为皮肤黏膜逐渐苍白，以口周、口腔黏膜和甲床最为明显。易疲乏无力、不爱活动、头昏、耳鸣，部分患儿可能出现烦躁不安、多动、注意力不集中、记忆力下降等表现，长期贫血的患儿智力多低于同龄儿，学习成绩差。

研究发现，铁缺乏可影响智力的发育和行为控制，当有铁缺乏但尚无贫血症状的婴儿，就已经出现了学习困难和行为发育不良的一些表现，如多动、注意力不集中等表现。国内有学者对15名虽有铁缺乏，但无贫血的儿童用铁剂治疗后，心理测试显示治疗后他们的注意力、协调能力等都有所改善。有学者报道缺铁性贫血儿童的智力水平比正常儿童低，集中注意力、协调能力等测试的得分低于正常组，而经铁剂治疗后，患儿智力水平恢复了正常，注意力、协调能力也有所改善。国外有学者报道对38名9~12个月铁缺乏的婴儿进行铁剂治疗，这些婴儿可分为铁缺乏组、铁枯竭组，结果铁缺乏组18名婴儿中有14名（77.8%）的行为发育有明显改善，如集中注意力的时间延长、对刺激的处理能力提高、人变得比较安静；而铁枯竭组20名中只有4名（20%）有所改善，结果说明铁剂治疗有改善智力和行为的作用，但如果患儿严重缺铁，则铁剂的治疗效果并不理想。

资料显示，铁的缺乏可能与部分儿童多动症有一定的关系。蔬菜和肉是含铁丰富的食品，如果每日能吃足够的肉、肝、动物血和蔬菜，就可获得充裕的铁，对多动症能起到改善症状的作用。

中耳炎与多动症有关吗？

国外曾有学者报道，中耳炎与多动症的发病有一定关系。他们调查了一组有中耳炎病史的儿童，发现这些儿童中多动症的发病率要显著高于对照组；还有学者发现，在多动症患儿中有中耳炎病史者也较其他儿童多。他们发现多动症患儿脑干诱发电位的异常率要高于对照组，而脑干诱发电位能够反映听觉传导通路是否正常，这种传导异常可能与中耳炎有关。

国内曾有学者调查了233例多动症患儿，发现中耳炎的患病率为11.2%，而对照组仅为3.9%，两组之间相差显著，说明多动症患儿的中耳炎发病率高，与国外的报道一致。

为什么中耳炎患者中多动症的发病率高，目前并不非常清楚。可能中耳炎对耳道、鼓膜是一种炎性刺激，而严重的中耳炎可以影响脑干的正常功能，影响到听觉，此时脑干诱发电位就可能出现异常。如果听觉受到影响，患儿的认知功能、自控力也会受一定的影响，久而久之患儿就可能会逐渐出现多动、注意力不集中等表现。当然，其他耳疾也可能会引起儿童的行为异常。

不过一般认为，由中耳炎等耳疾所引起的多动表现与多动症并非一回事。

过敏与多动症有关吗？

有人发现，患过敏性疾病的小儿也会表现出坐立不安、多动的表现，难道说过敏性疾病也与多动症的发病有关？

患过敏性疾病的小儿之所以出现多动，主要是由于皮肤瘙痒、人感到不舒服的缘故。如果我们追问病史，就会发现他们除了皮肤瘙痒外，还可能有经常打喷嚏、流涕、咳嗽或哮喘的病史，不少患儿还有过敏性疾病的家族史。如果这些患儿服用抗过敏药物，皮肤瘙痒就会缓解，多动表现也就随之消失了。

由此可见，患过敏性疾病所引起的多动表现与多动症并不是一回事，目前也没有文献报道显示有过敏性疾病的小儿容易患多动症。不过，如果有过敏性疾病的孩子患了多动症或多动症患儿有过敏性疾病，那么他们的症状可能会加重，治疗时除了要治疗多动症外，还需要加用抗过敏药物，应引起我们的注意。

"吃"与多动症有关吗？

中国人吃饭讲究"色、香、味"俱全，因此，在做菜时总是要加一些食物调味品或调色剂，食物调味品的种类较多，如五香粉、鲜辣粉、咖喱粉、胡椒粉等，而调色剂则可使食品颜色变成橘红色、苹果色、酱红色等各种颜色。

曾有学者报道，过多食用食物调味品或调色剂也是多动症的病因之一。他们经过调查发现，食用较多食物调味品和调色剂的儿童要比少食用的儿童易患多动症。他们发现在食物调味剂和调色剂中，大都含有一种叫做"甲基水杨酸"的物质，这是一种加重多动症症状的刺激物。

很多家长也会注意到，孩子吃了某些食品之后会变得特别亢奋、难以入睡，尤其是摄入巧克力、含糖高的甜食、高脂肪食物及某些含苏打多、色素多的饮料后，会显得精力充沛、情绪高昂、极度活跃。因此，有人认为某些食品也是多动症的原因之一。

但根据近年来更严格的实验研究结果，所得的结论与以前的结论并不一致，目前还不能证明"吃"与多动症之间有着肯定的联系。虽然不能说饮食就是多动症的原因，但健康饮食、均衡营养和食品安全对每个孩子都很重要，对多动症患儿就更加重要，最好不要过量食用食物调味品和那些容易引起儿童行为改变的食物。

"小胖墩"容易患多动症吗?

随着社会的发展，人们生活水平的不断提高，社会上"小胖墩"也越来越多了，已达5%~8%。"小胖墩"是由于儿童长期能量摄入超过人体的消耗，使得体内脂肪过度积聚、体重超过一定范围的现象。

"小胖墩"主要是由于吃的多、活动少所引起，不少还有遗传因素，另外精神因素和心理异常也是病因。"小胖墩"除了肥胖的临床表现外，还常常出现一些心理行为的改变，如自卑、胆怯、孤独等，那"小胖墩"是否容易患多动症呢?

但目前并不能证明饮食因素与多动症有肯定的关系，单纯性肥胖与多动症之间并无直接的关系，不能说"小胖墩"容易患多动症。倒是多动症的孩子常常不听家长劝告，饮食没有规律，想吃什么就吃什么，想吃多少就吃多少，这种偏食、挑食和不规则的饮食习惯，结果更容易发生肥胖症。

因此，养成良好的饮食习惯，保持饮食的均衡，加强锻炼，对于孩子的健康成长是非常重要的。

有没有"药源性"多动症？

许多药物也与多动症有关，有些药物能使多动症的症状加重，而有些药物则能使多动症的症状减轻。

中枢神经兴奋剂（如利他林、苯丙胺、匹莫林等）、可乐定、三环类抗抑郁药和去甲肾上腺素受体再摄取抑制剂等，能使多动症患儿的症状减轻，服用后自控力增加，注意力集中，多动症状减少，情绪稳定，学习成绩提高。

相反，有些药物会使多动症的症状加重。长期服用抗癫痫药物或中枢神经抑制剂可能会引起患儿行为的改变，出现多动症的一些表现。如苯巴比妥、苯妥英钠等会使中枢神经细胞抑制，思维活动不能正常进行，整日头脑昏昏沉沉，注意力不集中，小动作增加，上课不认真听讲，学习成绩下降。据统计，长期服用苯巴比妥的患儿，即使是正常的剂量，也有约40%可能出现性格和行为的改变。苯妥英钠还可以引起患儿认知功能的改变。丙戊酸钠和卡马西平等药物尽管有良好的抗癫痫效果，但也有关于影响患儿行为的报道。治疗抽动症常用的氟哌啶醇、硫必利等药物，对控制抽动症的症状有效，但长期应用后可出现注意障碍、活动过多现象。

这些药物都能使多动症的症状加重，如果在治疗其他疾病时使用了这些药物，就会出现类似多动症的症状，或使原有的多动症症状加重，因而这些药物一般不能用于多动症的治疗。

药物虽然能引起儿童的多动现象，但这与我们所说的多动症并不是一回事，不应混淆。

中医认为多动症的病因是什么？

中医认为多动症的发生主要有以下几种原因。

（1）先天禀赋因素 由于父母健康状况，特别是神经系统健康欠佳，以及妊娠期、围生期母亲形体与精神调养失宜等因素，致使子女先天不足，其中尤以素体虚弱、阴阳失调者为多见。

（2）饮食因素 饮食营养成分调配不当，或过食生冷损伤脾胃，造成气血亏虚，心神失养；或过食肥甘厚味，产生湿热痰浊，阻滞气机，扰乱心神。

（3）外伤和其他因素 分娩过程中损伤及其他外伤，以及惊风、热病、痫证等可使儿童气血瘀滞，经脉不畅，以及心肝失养致神不安藏。

（4）生长发育特点 小儿趋于生长发育阶段，生机旺盛、脏腑娇嫩，有"纯阳"之称。一般地说，女子在13岁，男子在15岁以前，肾精未充，肾气未盛，常易出现阴精不足，阳胜则动的现象。

（5）其他 家庭、社会等不良因素的影响，亦可造成气血逆乱等。

中医如何来解释多动症？

中医对多动症的认识有自己独特的理论和方法，认为多动症的实质是本虚而标实，多以阴虚为本，阳盛为标，阴虚阳亢是其主要的病理机制。

《素问·阴阳应象大论》中言："阴静阳燥"，即阴主柔静，阳主刚燥，两者充盛和谐。相辅相成，则机体的调节功能（如动与静、兴奋与抑制、亢进与减退等）协调而无病。小儿脏腑娇嫩，生机旺盛，有"纯阳"之称，由于生长发育的需要，常常感到精、血、津、液等物质的不足。同时，小儿又有阳常有余、阴常不足等生理特点，因此，若因先天禀赋不足，后天调护失宜，或他病所伤，最易形成阴亏的病理变化，根据阴阳相互消长及相互制约的道理，阴不足则阳有余，阴亏则不能制阳，阳失制约则出现兴奋不宁、多动不安、烦躁易怒等症，这种阳动有余的表现并非阳气独盛，而是由于阴津不足的缘故。不足为虚，有余为实，以多动症患儿症状来看，活动过多、行为冲动，似乎是精力充沛之实证，但是与正常儿童对照，患儿大多神志涣散，健忘，动作迟滞，粗钝笨拙，且少数患儿还伴有遗尿等症状，脉偏细，有形神不足之象。

由此可见，阴虚阳亢是多动症发病的主要病理机制。

中医认为多动症与哪些脏腑有关？

中医认为，多动症的发病主要与心、肝、脾、肾四脏的功能失调有关。

根据中医理论，人的精神思维活动主要属于"心"的功能，五脏在心神的主导下，接受外来信息，做出相应的反应。五脏中任何一脏发生变化，均可影响神志的协调，引起语言、行为等的变化。

《素问·灵兰秘典论》中言："心者，君主之官也，神明出焉。"《灵枢·邪客》云："心者，五脏六腑之大主也，精神之所舍也。"中医认为多动症患儿主要是以"心"为主，兼及肝、肾、脾等脏腑的病理生理变化。《灵枢·本神》说："所以任物者谓之心。"心主血脉，藏神为智意之源，心的生理功能正常，则人的神志清晰，思维敏捷，反应灵敏。反之，若思虑劳倦，久病气血虚弱上及于心，致心气不足，心阴虚弱，神失所养，可出现神志飞扬不定、精神不专、反应迟钝、健忘等症。另外，心属火，为阳脏，为以动为患，而小儿生机旺盛，阳常有余，心火易亢，临床易出现心阴不足、心火有余、心神不守的病理改变。

"肝"主人体生发之气，肝气生发则五脏俱荣，小儿发育迅速与肝关系极为密切，若肝之受损，则可见性情偏拗、冲动任性、动作粗鲁、兴奋不安等。"脾"为血生化之源，后天之本，如脾之不足，则可表现为兴趣多变，做事有头无尾，言语冒失，不能自控，兴奋不安等。"肾"为先天之本，若肾气未盛，常可见到动作笨拙不灵、健忘、听觉辨别能力差等。

多动症患儿常以脾不足肝有余、肾不足心有余、阴不足阳有余为特点，常表现为肾阴不足、肝阳偏旺、心脾气虚、肾气不足、气阴两亏、心肝肾失调等。此外，脾气不足、生湿生痰、痰浊内阻或痰蕴化热、痰火扰心等均可引起本病。

症 状 篇

◆ 多动症患儿常见哪些表现?

◆ 广泛性多动与境遇性多动有何不同?

◆ 多动症患儿能专心看电视吗?

◆ 多动症患儿能专心打游戏吗?

◆ 多动症患儿的多动有何表现?

◆ ……

多动症患儿常见哪些表现？

多动症患儿的病情，因每个人的性别、年龄、病因、教育及环境等各种因素的不同而有轻有重，表现形式也有多种多样，最主要是表现出与其年龄不相适应的注意障碍、多动冲动及情绪等问题。最常见的临床表现如下。

（1）注意障碍　即注意力不集中，注意力短暂。表现为上课时不专心，思想"开小差"，易被周围事物所吸引，易受外界的干扰而分心。做作业字迹潦草，时间拖拉，或频繁出错，做事常有始无终，不能很好地完成一件事情。

（2）活动过多　有些患儿在母亲腹中，就明显地表现为活动过度。在婴幼儿、学龄前期则显得特别活跃，表现为不安静、多动、好哭闹，难以满足要求。随着年龄的增长，活动量增加，上课小动作多，乱跑、乱跳，话多，不守纪律，不顾危险。

（3）冲动、任性　情绪易波动，容易激动、恼怒，与人争吵，缺乏自控力。行为幼稚、贪玩、逃学、打架，甚至说谎、偷盗，走上犯罪道路。少数成年后留有性格和行为上的缺陷。

（4）学习困难　虽大多智力正常，但学习成绩不良，易波动，时好时坏，抓一抓、上一上，不抓就下降，随着升入高年级，成绩逐渐下降，甚至出现不及格、留级。

（5）感觉、知觉异常　动作笨拙，如扣纽扣、系鞋带、用剪刀等动作不灵活，走路不成直线。部分患儿左右不分、上下不分、空间位置障碍，容易将相近的字读错或写错等。

（6）神经系统体征　多动症患儿并没有严重的神经系统体征，但1/2~2/3的患儿可有轻微的软性神经体征，如翻手试验、快速对指试验、指鼻试验等阳性。

广泛性多动与境遇性多动有何不同？

有人根据多动症患儿在不同场合的表现，将多动症分为广泛性和境遇性两种类型。

（1）广泛性多动　指患儿在学校、家庭和医院诊室及其他场合都出现活动过度的症状。广泛性多动的儿童一般发病年龄都比较早，多数在5岁以前发病，在上幼儿园时就有多动的表现；智商偏低；有较多的发育性异常，如轻微的躯体畸形和神经系统软性体征；伴有比较多的发育延迟问题，如发育性语言障碍、功能性遗尿、行为冲动、同伴关系紧张、动手能力比较差等。但对中枢兴奋剂的治疗效果，广泛性多动较境遇性多动患儿好。

（2）境遇性多动　指患儿仅在学校或家庭中表现出活动过度的症状。境遇性多动的发病率明显少于广泛性多动，它的发病受社会心理因素和家庭教育方式的影响比较大，对中枢兴奋剂的治疗效果不如广泛性多动那么好，容易出现各种品行问题，预后比较差。

多动症患儿能专心看电视吗？

有的家长常会问："多动症患儿注意力不能集中，可我的孩子看电视很专心啊，能坐很长的时间，一动也不动，怎么可能会是多动症呢？"

我们都知道，多动症患儿主要是主动注意力的减弱，而被动注意则相对亢进。儿童看电视时，大多是看少儿节目、动画片等，这些节目色彩鲜明、可动性强，因此多动症患儿常能专心观看，甚至可以整天沉溺于看电视，但这些都是被动注意的作用。相反，如果电视节目比较单调、无童趣，可动性不强，需要他们发挥主动注意时，多动症患儿就不能再专心观看了。这一点也说明多动症患儿的自控力较差，不能把握自己的行为。

多动症患儿是否能专心看电视还与其病情程度有关。如果多动症患儿的病情较轻，电视节目又能够吸引人，他们就能够专心观看；但如果多动症的病情较重，即使电视节目精彩生动，他们也很难专心地去观看，而是反复调换电视频道，给人以"注意力不集中""多动"和"心不在焉""心烦意乱"的感觉。

多动症患儿能专心打游戏吗？

还有的家长会问："打游戏需要注意力集中，我的孩子打游戏非常好，一学就会，而且一打游戏半天都可以不动，怎么可能是多动症呢？"

当今是信息时代，电脑、网络已经渗透到我们生活的各个方面。许多儿童都非常喜欢玩游戏，尤其是网络游戏，可以废寝忘食的玩，甚至上网、打游戏成瘾而不能自拔。为什么多动症患儿那么喜欢打游戏，而且游戏居然打得很好？同样的道理，虽然多动症患儿的主动注意减弱，但被动注意的功能还是正常的，而游戏的内容大多有趣、惊险、刺激，游戏的可动性、挑战性和多彩、多变的画面吸引了他们，这是由于被动注意起的作用，而其主动注意力仍然弱。当他们去听课、做作业等需要主动注意时，思想还是难以集中，学习成绩也不可能好。我们可以设想，如果游戏机里的内容枯燥、乏味，色彩单调，无可动性和挑战性，他们就不可能那么集中注意力去打游戏了。当然，如果多动症的病情程度比较严重，即使是打游戏机，他们也很难注意力集中。

因此，尽管多动症患儿能专心打游戏，且游戏打得很好，也不能据此就说他们的注意力集中。需要引起注意的是，多动症患儿一旦迷上游戏机，很容易成瘾，难以自拔，因此需要家长和老师进行积极引导，适当限制打游戏机。

多动症患儿的多动有何表现？

大多数多动症患儿都有活动过多、活动过度的特点，即"多动"的表现。

不少多动症患儿从小就有多动的表现，有的母亲回忆在怀孕期间就觉得胎儿动得很厉害，出生后更加明显。这些孩子在新生儿期显得特别活跃，手脚乱动，吃奶也不安宁，睡眠少，醒来后马上就要哭吵、要大人抱。

　　婴幼儿期他们在摇篮或坐车里手脚舞动，好哭、不睡，难以养成有规律的饮食、睡眠和排便习惯。学走路后总是跌跌撞撞，不停地乱跑，不能安静片刻，衣裤特别易损坏，容易发生外伤。好哭闹，兴奋少眠，家长难以满足他们的要求。进了幼儿园后，活动量更大，老师常反映小儿不能安静地坐在位置上，到处乱走动，有时爬高、翻越栏杆，片刻不停，不听老师指令，不守纪律。在老师强制他们坐定后，也还要不停地扭动身体，听不进老师的讲解和教唱。他们动作零乱，破坏玩具，撕书本、画册或翻箱倒柜，搞得乱七八糟；有些行为带有冲动性，惹人、打人，想干什么就干什么，不顾后果；进餐时杯盘狼藉，边吃边玩，到处跑，家长只好端着饭碗紧追赶着喂饭。家长和幼儿园老师常常感叹：带这种孩子特别的累！

　　上学后，多动症状仍然明显，到处奔跑、跳跃，在家中也是一刻也静不下来，精力特别旺盛，好像是一台永远不停的"马达"。他们上课时因活动受到限制，大动作逐渐变为小动作，在座位上不停地、无目的地变换着动作，扭屁股、伸腿脚，好像是"座位上有针"一样的。他们手总是闲不住，不停地削铅笔、切橡皮、揉衣角、玩辫梢，或在书本上乱写乱画，或去摆弄前面女同学的辫梢；一会玩文具，一会咬指甲；他们常常话特别多，废话连天，有时逗同学说笑、插嘴、抢答问题、做鬼脸，有时大笑不止，更有甚者在课桌上敲打、吹口哨、尖叫，离开座位在教室里乱跑乱动，妨碍同学的学习，影响课堂纪律，全然不顾对周围同学造成的干扰；下课铃响，他们就急不可待地冲出教室，与同学打打闹闹，乱跑乱跳，经常不顾危险、不计后果地爬高跳下，易致意外，常与同学吵嘴、打架，惹是生非，违反学校纪律；这些孩子就是在吃饭、看电视时也不能安静，边看边吃，一会儿喝水，一会儿小便，忙碌不停，使周围人都难以忍受。晚上睡眠时他们常不安稳，翻来覆去，说梦话、磨牙齿等。

多动症患儿的多动有什么特点？

　　活动过多、活动过度是多动症的一个重要表现，"多动"症状有以下几个特点。

（1）多动是持续性的　许多多动症患儿的多动是从小就开始的，甚至有的从胎儿期、新生儿期也表现为多动。另外，在一天中的各个不同时间段也都有多动的表现。

（2）多动是逐渐出现的　多动症患儿并非是在任何场合都有多动，如刚进入一个新的、陌生的环境中，或刚坐在医生面前，他们并不一定有多动的表现，但时间一长，他们就可能逐渐出现多动了。

（3）并非是绝对的"多动"　多动症患儿的活动量并不一定比正常儿童多，如篮球比赛时，多动症患儿的活动量并不比正常儿童多，甚至有可能要比正常儿童少，因此多动症患儿主要是在需要自我控制的场合不能控制自己，活动杂乱、无目的，给人以一种活动过多的印象。

（4）动作常无目的性　多动症患儿的动作杂乱无章，并不停地变换花样，不分场合，无任何目的，这与正常儿童的活动或顽皮孩子的活动过多是有区别的。有人形容多动症的孩子就是玩也"玩不出什么名堂来"。

（5）并非所有的患儿都多动　在多动症患儿中，10%~20%的患儿并没有活动过多的症状，而是以其他的症状出现，这部分患儿称之为"不多动的多动症"。大多见于年长的女孩。这一类型多动症患儿除了"不多动"外，其余多动症的临床表现可不同程度地存在。

（6）多动大多至青春期后逐渐消失　多动症患儿的多动表现主要是在青春前期，最严重时期是在7~14岁，到了青春期以后，多动的症状会显著减少，甚至完全消失，但多动症的其他表现却并不一定会消失。

多动症患儿是否真的"多动"？

多动症的孩子大多动作过多，东奔西跑，忙忙碌碌，因此人们一般都认为多动症的孩子是"多动"的。

多动症患儿真的是"多动"吗？其实不然，国外有学者研究了多动症患儿的活动量，发现与正常儿童之间并无很大的差别。他们用摄像机记录了一组多动症患儿在很长一段时间内所有的活动，包括在运动场、教室、饭厅等，并将他们的活动量与正常的孩子相比较，结果发现多动症患儿的活动量并不明显多于正常儿童。由此可见，多动症患儿并不一定真的比正常儿童多。其实我们在现实生活中也可发现，不少多动症的孩子虽然平时表现得非常"多动"，但是到了运动场上，他们的跑动范围和活动量也并不一定比其他的儿童大。

由此可见，多动症患儿并不一定就多动，即活动的总量并不一定多。那为什么人们总是觉得多动症患儿"多动"呢？这主要是因为多动症患儿的活动往往无目的性、不分场合，极易改变活动内容，因而给人一种"多动"的感觉。

当然，还存在一种所谓"不多动"的多动症，这种多动症的多动症状不明显，甚至动作反而减少，主要表现为自控能力差，注意力不集中及性格怪异等，这种多动症多见于女孩。即使是"多动"的患儿，随着年龄的增长，到了青春期后，多动的表现也会逐渐减轻，甚至消失，变得不"多动"了。

什么是"不多动的多动症"？

在多动症患儿中，10%~20%的患儿并没有活动过多的"多动"症状，我们常常称之为"不多动的多动症"。

这种类型的多动症多见于年长女孩，平时并无明显的多动，看上去很文静，甚至还有点"呆滞"。他们在上课时没有过多的小动作，老老实实坐在座位上，眼睛呆呆地看着黑板，实际上他们的注意力是分散的，思想早就开了小差，对老师讲课的内容全然没有听进去，因而面对老师的提问常常茫然无知。做作业时可以长时间将书本、作业本摊在桌上，看似是在那里做作业，但拖拖拉拉，效率很低，且粗心大意，错误百出，完成作业既慢又差，而这并非是由于不理解或不会做。下课时他们也比较安静，很少有过度的活动。复习功课时，看上去独自静坐在那里捧着书本，也不会到处走动或做小动作，但实际上注意力一点也没有集中，"心早就飞走了"，所以复习功课的效率也很差。这些儿童性格大多较内向、胆怯、固执、不灵活，孤僻常不合群，有时容易被误认为是智能落后儿童。

这一类型多动症患儿除了没有"多动"症状外，其余多动症的表现都不同程度地存在，而最突出的表现是思想不集中，反应迟钝，动作缓慢，做事拖拉，学习困难。对于这种患儿应早期发现，并及时进行干预，防止病情的进一步发展。

多动症患儿的冲动有何表现？

冲动、任性是多动症患儿的第三大主要表现，常常与多动表现同时存在。

他们常常表现为意志薄弱，耐受力差，不能等待，和别人讲话交流或回答问题时，不能耐心地倾听别人说话，往往是别人的话还没讲完或问题还没有问完，他们就插话、抢答，打断别人的谈话。做作业时题目还没有看完就开始答题，眼看着是"6"和"b"，却写或读成"9"和"p"等，因此常常出现越是简单的题目，如心算题和口算题，可能越是容易做错的情况。考试时粗心大意，从来不会去检查核对，常常看错题、忘做题或把本来计算正确的结果抄错，影响考试成绩。在游戏或集体活动中，不能遵照游戏规则，不能安静、耐心地等待按顺序排队进行，而是抢先插队，或干脆就弃而不做。另外，多动症患儿的冲动还表现在其他行为方面。如，正常敲门进屋，只需敲1~2下即可，但多动症患儿常常反复多次、连续地敲门，经劝阻后仍停不下来。又如向家长要物品，一般情况下，只需要对家长讲一次即可，但冲动的患儿却不能片刻等待，反复、连续地催促索要。

他们遇到困难时急躁不安、缺乏信心，到新的环境中不能很快地适应。遇事易冲动、冒失、心血来潮，想干什么就干什么，凭一时冲动，从来不考虑后果，有时把原本良好的愿望变成了不好的结果。平时好发脾气、执拗、任性、暴躁、鲁莽，要求必须马上得到满足，不能等待，稍不如意即大吵大闹、蛮横无理，经常去干扰其他儿童的活动，特别容易与人争吵、打架。在学校里常常无礼貌、不守纪律、不守信用，极易惹是生非，造成不良后果，不受人欢迎。由于难以接受社会性规则的约束，经常违反校规、校纪，受到老师的批评和学校的处罚。

既往人们一直认为，冲动虽然是多动症的一个主要表现，但其意义要低于注意力不集中和多动，但近年来不少学者特别强调冲动在多动症中的地位，认为冲动也应该是多动症最主要的症状之一，甚至有学者认为冲动才应该是多动症的核心症状，因为冲动是自控力差的典型表现，而自控力差则是多动症的核心。

什么是感觉统合失调？

人的各种感觉很早就出现了，在母亲怀孕期，胎儿就有了触觉、前庭平衡、固有平衡等能力，出生后人的各种感觉器官（视觉、听觉、嗅觉、味觉等）功能也逐渐成熟。感觉器官（眼睛、耳朵、鼻子、皮肤和味蕾等）能接受外界的各种刺激并初步处理，然后再进一步向高级的大脑皮层传递。这些从低级中枢接收来的感觉刺激信号在大脑皮层各区之间进行有效的分析和组合后，形成了感觉—认知—协调—运动的高级行为模式，对感觉的事物完成全面、完整的认识，这个感觉刺激信息进入大脑并在大脑内有效组合的过程，就是感觉统合过程。经过感觉统合后的信息通过神经传导，作用于身体的各个运动系统，从而做出各种反应。

儿童的感觉统合功能是一个发展的过程，从单纯的各种感觉发展到初级的感觉统合，即身体双侧的协调、手眼协调、平衡、注意、情绪的稳定及从事目的性活动，进一步再发展到高级的感觉统合，即注意力集中，组织能力、自我控制能力强，概括和推断能力强等。感觉统合能力是大脑本身所具备的功能，但这种功能的发展还需要依靠环境的要求和刺激来激发。儿童在生长发育的过程中，如果感觉或统合过程发生异常，就会出现对刺激的异常反应，表现为对感觉反应不敏感或过分敏感，常常会出现"充耳不闻、视而不见"等现象，称为"感觉统合失调"。据报道，10%~30%的儿童有感觉统合的异常，主要表现如下。

（1）视感觉异常　眼球运动困难，手眼协调性差，尽管能长时间看书、看电视，但不能流利地读书，经常将文字、数字、偏旁、部首等看错或写错，常翻错页、抄错题，显得很"粗心"。

（2）听觉异常　表现为对别人的话听而不进，刚讲过的事很快就忘了，丢三落四，经常忘带书本或忘记老师所交代的事情。

（3）触觉异常　过于敏感或者过于迟钝，躁动不安，害怕受惊扰，甚至都不能忍受洗头发、洗澡、抓痒、剪指甲、换衣服等。

（4）前庭平衡功能失调　注意力不集中，多动，身体平衡性差，容易跌倒，转圈时会晕。协调能力差，分不清左右，鞋子经常穿反，分不清里外，反穿袜子等。

（5）动作不协调　动作笨拙，跑步动作不协调，系鞋带、跳绳、骑自行车困难。有些语言表达不清，结巴，词不达意，唱歌跑调等。

（6）过度敏感心理　害怕摇晃、不敢爬高，无法顺利下楼梯，不敢去陌生环境，怕旋转木马，不合群，脾气暴躁等。

多动症患儿的感觉统合功能怎样？

多动症患儿也常常有感觉统合功能的异常，许多临床表现都与感觉统合异常有关。

（1）感知觉异常　多动症患儿的智力并不比其他儿童差，但却有许多感知觉异常的表现，如阅读、书写困难，辨别左右困难，精细调节功能困难等。

（2）协调功能差　如扣纽扣、系鞋带困难，拍皮球不灵活，投球不准，打乒乓球接不好球，写字常常将"6"写成"9"，或将"b"写成"p"等。

（3）学习技能差　表现为阅读、写字、计算等学习技能掌握不好，注意力不集中，学习困难，学习成绩差。

（4）合作性差　多动症患儿常常无法按照父母、老师的指示去做事，顽固，容易生气、情绪激动，易反抗、对抗领导，难以与别人合作。有些患儿虽然比较固执，但因为自信心不足，又常常依赖别人，这种情况在学龄期患儿更为突出。

（5）人际关系差　多动症患儿在参加集体活动时常不守秩序，甚至破坏游戏规则，但又急于想表现自己，故常常遭到同伴们的厌弃。他们容易兴奋，富于感情，很想交朋友，但往往"弄巧成拙"，遇到不顺心的事情常常反应过度，容易对他人产生过激行为，影响人际关系。有些患儿对家长、老师的批评和表扬都没有反应，使家长和老师在对他们进行教育时显得束手无策。

多动症患儿为何总是"屡教不改"？

我们常常发现，多动症的孩子经常犯错误，也常常写检查，但很快又会重犯错误，而且是常常犯同样的错误，不少人埋怨说多动症的孩子总是"屡教不改"！

多动症患儿犯错误后，大都也会知道自己错在哪里，也能保证以后要改正，但常常事过境迁而又重犯。他们有时被家长打得连声讨饶，决心要痛改前非，但家长的尺子刚放下来，自己的眼泪还没有擦干，"老毛病又犯了"。有些家长感叹："自己的手都打麻了，气得连心脏病都犯了，可孩子却好像什么事都没有发生，无动于衷，麻木不仁！"这使得家长和老师感到很失望，认为孩子已无药可救了。

这到底是什么原因？其实，这也是由于多动症患儿自控力差的缘故。由于他们自控力差，讲话或回答问题常不经思考，脱口而出，冲动、任性，不考虑后果，不顾忌危险，做事虎头蛇尾，有始无终，情绪不稳定，易哭、易笑、易闹，感情用事，易造成严重的行为问题。有时候往往出发点或想法并不坏，但一做起来就变样了。这也就使得多动症患儿屡犯错误，常常是犯重复的错误，给人以屡教不改的坏印象。

什么是儿童气质，多动症患儿气质特点是什么？

儿童气质与我们平时所指成人外表的"气质"是不一样的，儿童气质是一种人类与生俱来的心理特点，主要表现在心理活动的强度、速度、稳定性、灵活性和指向性上，这种特征保持着稳定性，代表着个体行为的表达方式，在一定程度上决定着儿童的行为方式，环境对气质有一定的影响。一般儿童气质可分为活动水平、节律性、趋避性、适应性、反应强度、情绪性质、坚持度、注意强度和感觉阈9个维度。

研究发现，D型（难以抚养）、I–D型（中间偏难养）的儿童常常表现为活动无规律，对新环境适应慢，对新刺激常表现为消极退缩，情绪反应强烈且常为消极反应。这种孩子不易适应学校的规章制度，难以做到安静、规矩地坐在课堂上听课，不善于接近同伴，对生活和学习中遇到的挫折和紧张事件难以克服。而E型（容易抚养）、I–E型（中间偏易养）的儿童则与之相反。有学者调查，多动症患儿的气质类型与正常儿童有明显不同，D型、I–D型明显增多，而E型和I–E型明显减少。有学者发现，多动症患儿在活动水平、节律性、适应性、持久性、心境、反应强度、注意力分散这七个维度的得分均与正常儿童有显著性差异。

多动症患儿的气质可能有其独特性，其气质类型比正常儿童消极，该气质特点也决定了他们常常表现为注意力不集中、多动、冲动等。应了解多动症患儿的气质特点，并根据其气质特点"因材施教、扬长避短、取长补短"，制定相应的干预方案。

多动症患儿的智能较正常儿童低吗？

所谓"智能"主要是指一个人的智力和能力，两者既有区别，又有联系，很难完全分开。有不少人认为，多动症患儿大多学习成绩差，他们的智能肯定要较正常儿童低！其实这种看法是不科学的。多动症患儿的智能也和其他儿童一样有高低之分，但大多数是正常的，智能超常和智能低下的儿童为少数。

通过智能测试，可以了解智能的水平，但由于多动症患儿存在着注意力不集中、多动及冲动等表现，不能很好地配合进行智能测试，容易影响智能测试的结果，所以测试的分数往往偏低。国内外许多学者都对多动症患儿进行了各种智能测试，结果大多发现多动症患儿的智力水平在正常范围，只是较正常儿童略低。我们曾采用实用小儿智能测试法对34例临床诊断为多动症的患儿进行智能测试，结果智商水平为99.5±13.8分，而同龄30例健康对照儿童的智商水平为102.5±15.8分，多动症组较正常组稍低，但两者差别并不显著，都属正常水平。

为什么大多数多动症患儿的智能水平正常，但却常常出现学习困难、学习成绩差呢？这主要还是与其注意力不集中、多动、冲动等表现有关。另外，还有部分多动症患儿存在着认知功能的缺陷，其语言智商和操作智商的平衡性较差，语言能力存在明显的缺陷，这些都影响了他们的学习。由此可见，多动症患儿学习成绩差的影响因素很多，但并非是由于智能低的原因。

什么是认知功能，多动症患儿的认知功能怎样？

人的认知功能也就是指脑的高级功能，是在客观事物的认识过程中对感觉输入信息的获取、编码、操作、提取和使用的过程，是输入和输出之间的内部心理过程，这一过程主要包括感知、学习、注意、记忆、定向、语言、抽象思维、判断推理、计算、解决问题能力与社会行为等，其中最主要的是知觉、记忆和思维的过程。研究发现，多动症患儿的认知功能常较正常儿童低，主要表现如下。

（1）视觉障碍　如在临摹画或智力拼图作业时，不能照原形排列，对整个画面缺乏有计划的安排，他们常常知道自己的作业不完善，却无力纠正。

（2）听觉障碍　如不能连续听几个字或不能将听到的几个字组成一句

话，还特别容易将相似的声音或词组相混淆。

（3）理解及阅读障碍　常把同音字搅混，颠倒读字，如把48读成84，把"上海"读成"海上"等。有时把一个字的两半部分颠倒，如"吃"可以写"乞口"。也会将一句话中漏掉1、2个字。

（4）书写障碍　常反写、倒写字或左右写错，如把"p"写成"q"，把"b"写成"d"，把"6"写成"9"，把"2"写成"5"等。

（5）计算障碍　不具备数量平衡的正确概念，不能将念、听、写的数字运用心算变换成一定的数量，分不清十进位和百进位，常常会出现低级的计算错误，因此，心算题和口算题特别容易出错。

（6）不能区分左右　常易搞混左右，有时分不清颜色，虽经反复提醒，仍难以纠正。

认知功能障碍不仅出现在多动症，也可以见于其他疾病，如学习困难、脑部疾病的儿童。因此，必须结合孩子的具体情况综合分析，才能得出正确的结论。

多动症患儿是否存在社交问题？

不少多动症患儿社交能力较差，他们人际关系不好，知心朋友也较少，总喜欢找别的孩子玩，可别的孩子却不愿意与他们玩，所以在学校里显得很孤单。究其原因，可能与以下几点有关。

（1）情绪波动　多动症患儿的情绪常不稳定，调节能力差，时好时坏，遇到困难就急躁，遇到挫折则立即失去信心，而对新的环境不能很快适应，缺乏团队合作精神，不受同学们的喜欢。

（2）冲动　多动症患儿情绪冲动、任性，我行我素，不听劝告，不能等待，易激惹，常常因一点小事就发脾气，易与同学争吵、甚至打架，影响与同学们的关系。

（3）多动　多动症患儿往往以自我为中心，对别人发号施令，他们活动过度，经常惹人，不守规则，尤其是在课堂和公共场合不遵守秩序、干扰别人的游戏，常引起同学们的反感，同学都不愿意与之交往。

（4）其他　多动症患儿注意力不集中，做事有头无尾，学习成绩低下，也是不受同学们欢迎的原因。

由于多动症患儿社交能力差，人际关系不好，常常会被别人当作累赘，逐渐地就会陷入一种"做什么都是错，别人都讨厌自己，甚至自己也讨厌自己"的境地，反而会将自己封闭起来，怕出去见人。此时如遇不良环境或教育不当，很容易染上恶习，甚至走上青少年犯罪的道路。因此，我们应予以多动症患儿更多的关爱，加强教育，改善和提高社交能力。

多动症患儿为何会出现学习困难？

大多数多动症患儿的智力并不低下，本不应该出现学习困难，那为什么还会出现学习困难呢？这还是与多动症的行为障碍有关。

（1）注意力不集中　注意力集中是学习与记忆的先决条件。多动症患儿注意力不集中，思想开小差，无法认真听课，不能理解讲课内容，也就不能全面地掌握学习内容。另外在做作业时粗心大意、马虎潦草，边做边玩，作业完成不好；考试时又不认真答卷，粗枝大叶，常看错题、漏答题，匆匆交卷，因而严重地影响了学习成绩。

（2）多动　多动症患儿由于自控力差，要不停地变换活动，上课时不能静坐，做小动作，东张西望，忙碌不停，影响听课的效果。另外，他们在做作业时也动个不停，难以完成作业，也影响了学习。

（3）冲动、任性　多动症患儿做作业时不假思索、不听家长劝告，想怎么做就怎么做，常常越是简单的题目越容易出错。他们时间观念差，作业效率低，考试时草草了事，匆匆答完，抢着交卷。他们缺乏意志和毅力，缺乏耐心，在学习上一遇到困难就无能为力了，容易产生厌学情绪，甚至逃避学习。

（4）认知障碍　多动症患儿常有认知功能缺陷和感觉统合异常，如阅读及理解障碍、书写障碍和计算障碍等，常常看错题、答错题，有的虽能阅读，但不懂句子的意思，影响学习的效果。

多动症与学习困难有密切关系，因此，要解决多动症患儿学习困难的问题，在心理行为矫正的同时，酌情予以药物治疗治疗，可以收到良好的效果。

多动症患儿为何会有恐惧和焦虑心理？

恐惧就是害怕，是一种情绪反应。儿童由于缺少生活体验，心理素质基础较弱，或受到成人语言、行为的种种影响，容易产生恐惧的心理，如怕黑暗、怕生人、怕孤独、怕老师、怕家长责备、怕受罚等。焦虑心理常在恐惧的心理基础上发生，但并非所有的焦虑均为病态心理，当焦虑严重并出现睡眠不安、失眠、多梦、血压上升、心跳加快、呼吸加深、出汗、肌紧张、大小便失控等自主神经系统功能失调的表现时，这就是一种病态心理。

恐惧心理在多动症的儿童中更易形成。由于上课思想不集中，不认真听讲，上课内容吸收很少，作业做不出，考试不及格，学习有困难，因此常受到家长和老师的责怪、训斥，甚至打骂，久而久之，部分多动症患儿便会产生恐惧心理，把学习看成是一种沉重的负担，提心吊胆地过着日子。在害怕的同时，还会产生一种焦虑心理，整天愁眉紧锁，面无笑容，无法安静。他们上课无法听老师的讲解，常常担心和焦急，两手做无意义的小动作，握拳弄指，或咬指甲、切橡皮，出现重复刻板的动作，有时双眼呆视，表现出紧张而无奈的神情。有的患儿作业做不出，焦虑不安，常常写写涂涂，几个小时都做不完，效率极低。

"不多动"多动症的女孩更容易出现焦虑倾向，而且多见于对孩子要求过严、期望过高的家庭，家长常常脾气较暴躁、教育方式简单又生硬、幼时也患有多动症。这类多动症患儿的焦虑倾向如果持续存在，可造成抑郁症、恐惧症等。严重的还可能使患儿产生悲观失望情绪，对生活缺少乐趣，对家庭缺乏温暖感，少数还会离家出走，甚至产生轻生的念头。

其实焦虑心理在多动症患儿家长中也很普遍，这些家长对孩子的学习成绩不良十分焦急，责备孩子"不自觉、不争气、没出息，无前途"，对孩子过分严峻冷酷，常予训斥，甚至施以棍棒教育，但往往毫无效果。相反家长的行为却造成多动症患儿恐惧心理，不愿接近或设法回避家长、老师和同学，形成恶性循环。

多动症患儿有睡眠障碍吗？

睡眠不好可以影响孩子的生活和学习，也影响到他们父母的生活质量。据调查，有近一半的多动症患儿会伴有一些睡眠问题。

多动症患儿主要的睡眠问题有：晚上较兴奋，入睡困难，失眠，夜惊且伴有强烈的焦虑和自主神经症状，使得睡眠昼夜的节律发生改变，以至于白天容易瞌睡而夜晚不容易入睡，早晨难以被唤醒，睡眠时间减少；部分患儿睡眠中不自主运动增多，周期性的肢体翻动增多，梦话比较多；少数患儿睡眠中容易出现阻塞性呼吸暂停现象，可能伴有打鼾，常见于肥胖患儿；极少数患儿出现非动眼期的睡眠障碍，如睡行症和夜行症等。

多动症患儿会出现睡眠问题，其原因可能有以下几种。

（1）睡眠问题是多动症引起的问题，是多动症特有的一种症状。

（2）多动症患儿常伴有其他心理问题，如焦虑情绪、人际关系紧张等，而睡眠问题与这些继发的心理问题有关。

（3）睡眠问题也可能是治疗多动症的中枢兴奋剂的不良反应，部分患儿服药后会出现失眠、入睡困难等睡眠问题。

（4）睡眠问题也可能根本与多动症无关，它只是在该年龄段儿童和少年原本存在的一类睡眠问题。

什么是共病？多动症有哪些常见的共病？

所谓共（患）病是指一个患者身上同时存在一个以上的特定障碍，可以是一种障碍引起另一种障碍，也可以是同时独立存在的两种障碍。人们发现，仅有约1/3的多动症患儿是单纯性多动症，大多数患儿都存在着不同的共病。

约35.2%的多动症共患对立违抗障碍，这是多动症最常见的共病，男孩较女孩多见。患儿常出现不服从、对抗、消极抵抗、易激惹以及挑衅、敌对的行为，但尚没有更严重的违法或冒犯他人权利的社会性紊乱或攻击性行为。对立违抗多见于学龄期儿童，呈慢性过程，不仅影响儿童的学习、家庭和社会生活，而且容易导致儿童持久的学习困难、行为问题和自尊心降低，继而出现更多的情绪问题和人际交往障碍。

约25.7%的多动症共患品行障碍，男孩较女孩多见。患儿常表现为攻击性行为，如殴打、伤人、破坏物品及虐待他人、性攻击、抢劫等。有些患儿表现为反社会行为，如说谎、逃学、流浪不归、纵火、偷窃、欺骗、淫乱、吸毒等。这些行为违反了与年龄相适应的社会规范和道德准则，轻则影响其学习和社交功能，重则损害他人或公共利益，给家人带来痛苦，给社会造成危害。

约18.2%的多动症共患抑郁障碍，患儿常常出现失眠、激惹、情绪不稳、食欲减低、注意力不集中等抑郁表现。由于抑郁时可出现违反道德行为，这些抑郁的症状常常被忽视，而被诊断为单纯的多动症，影响治疗的效果。

约25.8%的多动症共患焦虑障碍，多见于注意缺陷和混合型多动症患儿。多动和注意力不集中可以作为焦虑的症状出现，患儿常常表现为坐立不安、易激惹、睡眠问题、分离性焦虑、广泛性焦虑、拒绝上学、恐惧症、选择性缄默等。

约20%~60%的多动症共患学习障碍，常表现为开口说话晚、语言表达简单、阅读障碍、数学计算技能障碍、书写能力差等。学习障碍儿童常因早期就发生学习挫败、学习动机损害，因此学习兴趣下降，学校和家庭压力加大，另外，在学习时容易出现境遇性多动行为和焦虑、坐立不安等情绪问题。多动症和学习障碍常常交叉存在，在临床上并不容易相鉴别。

7%~11%的多动症共患抽动障碍，患儿常出现身体某部位或某些肌群不自主、突然、快速、反复的收缩运动，如"挤眉弄眼""摇头晃脑""张口结舌"等，有时喉咙里还会发出各种怪声或说脏话，骂人不可控制，紧张时出现，专注于某种活动时减轻，睡眠时消失。

另外，多动症还常共患心境障碍（狂躁和抑郁发作）、物质滥用、特定运动技能发育障碍等，存在的共病加重了多动症的病情，也使得症状更加复杂，对患儿的影响和各种功能损害要比单纯多动症更严重，治疗上也更加困难，预后更差，应引起高度重视。

多动症常共患哪些发育性疾病？

（1）言语及语言发育延迟　部分多动症患儿的言语及语言能力明显落后于正常儿童，开口晚，发音不清，语言表达困难。

（2）口吃　少数多动症患儿说话不流畅，出现音节、单字的重复和停顿，可伴有全身肌肉紧张、情绪紧张、行为退缩等异常。

（3）吸吮手指、咬指甲　不少患儿会出现吸吮指甲或咬手指，可能与紧张、心理压力大、微量元素锌缺乏等因素有关。

（4）情感交叉发作　多见于多动症女孩，发作时两面颊潮红，两大腿交叉内收并不停伸屈摩擦大腿，额头出汗，呼之不理。

（5）功能性遗尿　多动症患儿发生的原因主要是排尿习惯不良、学习紧张、心理压力较大、过度疲劳等，一般无器质性病变。

（6）功能性遗粪　也有患儿会出现不自主的排便现象，多见于学龄前儿童，与心理压力大、情绪紧张等有关。

这些发育性疾病大多随着年龄的增长而逐渐减轻或消失。此外，多动症患儿还常常会出现耳位异常、眼内眦赘皮、斜视、小指短、通贯手、平底足、足内翻等先天性缺陷。

多动症患儿在一天中的行为表现有变化吗?

我们都知道,多动症患儿存在着各种行为障碍,可很少有人去研究患儿一天中这些行为障碍的变化情况,多动症患儿在一天中的行为表现有什么不同呢?

儿童在一天中的不同时间所从事的活动并不相同,有学者研究过多动症患儿在一天内的行为变化,发现多动症患儿在一天中各个时间段的行为表现是不一样的。从早晨起床、吃早饭、上午上课、吃午饭、下午上课、吃晚饭到晚上作业和夜间睡眠,多动症患儿除了早晨起床吃饭这段时间内的行为问题与正常儿童相似外,其他时间的行为问题均显著地多于正常儿童,尤其是下午上课、晚上作业和睡眠的问题最多,主要问题包括做作业、遵守家庭规则和人际关系上。他们认为,下午、晚上和睡觉时间的行为问题还没有引起人们的重视,同样也需要治疗。

由于传统的教学安排,一般上午主课比较多,学校重视、管理也较严格,既往的治疗也多重视上午的治疗。而相比之下,下午和晚上的问题则容易忽视,现在看来,下午和晚上的行为问题也非常明显,应引起我们的注意,将治疗"延伸"至下午和晚夜间。

不同性别的多动症患儿表现一样吗?

过去人们总是认为多动症主要是男孩患的疾病,女孩很少见。现在发现,多动症女孩也并不少见,而且多动症男孩和女孩的临床表现也不完全一样。

多动症男孩的多动症状较为突出,坐立不安,东奔西跑,不能等待,多表现为"多动型",他们易冲动、攻击性强,常惹是生非,不计后果,不守纪律,不听管教,伴随的品行问题、违纪问题较多,家族中有酒精依赖、心境恶劣和双相情感障碍病史的比例较女孩高。而多动症女孩的多动程度要较男孩轻,较为安静,但注意力不集中明显,小动作多,多表现为"非多动型"，她们少有攻击倾向，违纪行为的发生率低，伴随的品行问题较少，但伴随的情绪问题较多，家族成员中有恐惧症病史的比例较男孩多。

有学者研究发现，多动症女孩大脑总葡萄糖代谢率较男孩和正常儿童都低，但具体原因尚不清楚，可能是女孩多动症的一个代谢特征。

当然，患多动症的男孩和女孩在临床上还是有许多共同之处，如都有注意力不集中、学习困难、社交能力差、感知觉异常等。应用兴奋剂药物治疗，多动症男孩和女孩都可以取得明显的治疗效果，药物不良反应也无明显差异。

不同年龄阶段的多动症表现有何不同？

多动症可发生在各个不同的年龄期，以学龄儿童的临床表现最为突出。每个年龄段多动症的临床表现也有所不同，但注意缺陷、多动和自控力差是共同的特点，各年龄段主要临床表现如下。

（1）新生儿期 有的母亲可能在怀孕期就能感觉到胎儿在母腹中特别多动，经常踢妈妈的肚子。孩子一出生就哇哇大哭，手脚乱蹬，很不安定。他们易兴奋、常哭闹不停；睡眠不深，易惊醒，常需要抱着才能睡，醒来后马上哭闹、要大人抱；吃奶时急不可待，或边吃边玩。

（2）婴儿期 主要表现为生活规律性差。部分患儿出生后就显得多动，不安宁，不肯静坐，行为变化无规则；喂哺时不安心，饭菜到处抛撒；过分哭闹，容易激惹，母子间关系不协调，母亲常抱怨自己的小孩难抚养。

（3）幼儿期 主要表现为活动过多，不听话，难管教；有的表现为睡眠不安，喂食困难，东追西赶，不知疲倦，容易发生意外伤害；喜欢看有色彩的电视或画面，新玩具一玩就厌，乱丢玩具，或容易撕毁图书；有的患儿性格怪僻，易受伤害，常有遗尿等。

（4）学龄前期 多动症的症状逐渐明显，注意力不集中，注意时间短暂，活动过多，不肯静坐，不愿学习，不服管理，情绪不稳，好发脾气，破坏东西，玩具满地丢，不爱惜、不整理，有攻击性、冲动性行为，喜欢和小朋友打闹等。

（5）学龄期　多动症所有的症状都显露出来，如注意力不集中，多动、冲动，逐渐出现学习成绩差，常常是班上有名的"皮大王"；有些患儿还经常惹是生非，说谎，与同学关系不融洽，甚至行为不轨、打闹斗殴、逃学都可能发生。

（6）青春期　多动表现可能逐渐减少，但注意力不集中明显，接受教育能力差，情绪容易波动，易出现情绪障碍；缺乏自尊心，缺乏动力，自我形象不好；部分患儿还有冲动性、攻击性行为，甚至说谎、逃学、过失行为或少年犯罪。这个时期的不良行为更有危险性和破坏性。

（7）成年时期　多动明显减少，但仍有其他行为问题。经常"走神""忘事"，工作马虎，缺乏理想和毅力，事业上难有进展；有的性情仍较急躁，情绪多变，常有心理问题，易与人争斗，偶有攻击性、冲动性行为，酗酒嗜赌，发生事故多；人际关系差，婚姻和家庭矛盾多。

为什么说多动症是一种"终身疾病"？

既往人们大多认为多动症只是一种儿童期的疾病，是自限性的，到了青春期后自然就会痊愈的。

不过近年来发现多动症的预后并不乐观。多动症患儿长大后虽然多动表现可能会减轻甚至消失，但其他症状并不一定有明显的改善，常可以持续多年，约70%患儿的症状会持续到青春期，30%~50%会持续终身。

多动症患儿在婴幼儿和学龄前期常常主要表现为多动、行为无规则，随着年龄的逐渐增长，进入学校后则注意力不集中、多动、冲动和学习困难等症状更为明显。到了青少年期，会出现学习问题、自卑等心理问题，还可能出现对抗、破坏、反社会、犯罪及法律问题。到了大学和成年阶段，仍会做事不专心、缺乏组织计划性，使得学业失败、工作困难、家庭矛盾、自卑、退缩、物质滥用、事故多、反社会性人格障碍和违法犯罪等，也就是"成人多动症"。

由此可见，多动症的症状始终都是存在的，只是在不同年龄阶段的表现不一样，但其实质还是一样的，即自控力差。此外，多动症的各种影响也是终身都存在的。最近国外有学者研究发现，多动症患儿脑结构的发育轨迹要低于正常儿童，且这种轨迹的差异是长期存在，即使药物治疗也不能改变，因此目前公认多动症是一种起病于儿童的神经发育障碍，是一种终身的疾病。

难道说多动症患儿全是缺点，没有优点吗？

一提到多动症，不少人马上就会联想到东奔西跑、上蹿下跳、上课不听讲、与人争吵、打架、学习成绩差等，似乎多动症患儿都是缺点，没有什么优点。有的家长甚至说他的孩子，"浑身上下全是缺点，一点优点也看不到！"

确实，多动症的孩子存在不少的"缺点"，不讨人喜欢，但实际上他们也还是有不少的优点，只是这些优点往往被别人忽视了。多动症患儿大多都有旺盛的精力、奇特的想象和好动的个性特征，其中不少患儿对某些事情的记忆力还特别的好，因此他们特别喜爱劳动、体育活动和表演，擅长手工创作和绘画、作曲等，他们有时喜欢幻想、面对挑战，可以同时从事多项工作。如果此时能对多动症患儿的良好行为及时表扬或奖励的话，他们可能会比其他同伴做得更好。

现代社会是个集体社会，要求每个成员都能相互配合，遵守集体规则，"中规中距"，不能打乱集体的秩序，否则的话就不能适应集体的生活，而多动症患儿就是不能遵守这种集体规则。有人遐想，如果要是在以狩猎为生的远古时代，具有多动症的人群可能较正常人群获取更多的食物。据说，大发明家爱迪生和天才科学家爱因斯坦小时候也曾经患过多动症，他们所具有的普通人所没有的才华说不定就是从多动症的天性中产生的。

即使不善于在一件事上埋头苦干，可是在那些需要有大胆想法的工作中，多动症患者或许就更能发挥出被隐藏着的、无与伦比的智慧，关键的问题是如何去发现和引导。美国游泳奇才菲尔普斯的母亲是一位伟大的母亲，她的儿子患有多动症，但她面对老师的抱怨，没有训斥、打骂孩子，也没有强迫孩子继续学习，而是从别的方面开始努力，终于帮助小菲尔普斯找到了兴趣所在，发现了他的游泳天赋，经过培养和训练，终于取得了巨大的成功，在第29届奥运会上获得8枚金牌，成为举世瞩目的游泳天才。

多动症是否能够自愈？

多动症的孩子长大后能否会自愈呢？这是大家都很关心的问题。

早期人们看到，多动症的孩子长大后"多动"症状大多明显好转，甚至消失，因此在20世纪70年代前，很多医生都认为多动症只是儿童期的疾病，是一种自限性疾病，长大后就会自然痊愈。

但20世纪80年代后，相继有学者对这一观点提出了挑战，他们认为：多动症患儿到了青春期后，症状并未缓解，只是形式发生了变化。多动症患儿尽管多动症状可能会减轻或消失，但仍持续存在与年龄不相称的其他症状，如注意力不集中、冲动等，且可以持续多年。目前一般认为，虽然多动症常见于学龄期，但约70%的患儿症状持续到青春期，30%~50%患儿的症状可能持续到成年期，因此多动症是一种终身病。

国外有学者对158例多动症患儿进行长期追踪随访，结果8年后123例处于青春期的患者还有71.5%符合多动症的诊断，而对照人群只有3%。将这部分患者继续追踪至成年期，仍有46%符合多动症的诊断。另有学者对128例多动症患者进行了4年追踪至青春期发现，65%的患者仍完全符合多动症的诊断。国内有学者对88例多动症患儿进行长期随访，结果仅有24%不符合多动症的诊断，有54%仍有多动症的诊断，另有22%虽不符合多动症的诊断，但仍存在行为、心境和学习等方面的障碍。

由此可见，多动症并非是一种自限性疾病，是不会全部自愈的。

成人也有多动症吗？

既往人们一直认为，多动症是一种儿童的疾病，到了成人后症状就会消失，自然痊愈了。但近来的研究发现，多动症患儿的症状可持续存在，约30%~50%的患儿进入成人期后仍然存在多动症的症状，这就是"成人多动症"。

成人多动症的患病率约为3.4%，他们大多在儿童期就是多动症患儿，成人期后症状仍然存在，主要表现为注意力缺陷，特别容易健忘、丢三落四，活动过多或者坐立不安，不能按计划完成学习或工作，与别人讲话时不认真、情绪冲动或不稳定、人际关系差，常常受到人们的批评和谴责。他们有的也对自己儿童期的行为感到内疚和沮丧，也决心改正，能胜任一般工作，但苦于基础差，文化层次低，缺乏技能，难有创造。另外，还有患者表现为经常更换工作，容易跳槽，工作中容易出现失误或事故，常受到领导的批评，容易发生各种违章行为和交通事故，家庭矛盾多，分居、离婚比例高等。部分还可以伴随品行障碍或对抗性障碍、反社会人格、物质滥用、情绪障碍等，甚至发生偷盗、抢劫、斗殴、伤人等犯罪行为。这些特征与儿童期多动症类似，有不少学者认为它是儿童多动症预后的组成部分。

成人多动症也已成为一个主要的公共卫生问题，严重地影响到国民素质和社会的安定和谐。因此应及早防治儿童多动症，以免长大后出现"老大徒伤悲"的后果。

多动症有哪些危害？

患了多动症后，尤其是重症患儿，如果得不到及时的诊断和治疗，病情逐渐加重，常常会影响自己的学习和生活，而且还会给父母带来烦恼，给家庭带来不安，给学校带来麻烦，甚至造成一些社会问题。

（1）对个人的影响　多动症患儿由于注意力不集中、多动、冲动等，学习不认真，逐渐出现学习困难，学习成绩下降，甚至不能跟班，只好留级。除了学习方面外，他们还经常惹是生非，干扰他人，斗殴、偷窃、破坏，甚至走上犯罪道路。由于老师批评、家长打骂和同学们的冷遇，他们常被指责为差生、品德不良及坏孩子，使得有些患儿产生了各种异常心理，如退缩、孤独、焦虑、忧郁、狂躁、对抗等。到成年后，他们的文化水平较低，缺乏钻研精神，冲动、任性，人际关系差，社会适应能力差，也不受社会欢迎，很难有所成就。

（2）对学校的危害　多动症患儿的行为不但影响自己，在学校里还影响其他同学。他们不守纪律、课堂上讲话，干扰同学，做恶作剧，甚至斗殴、偷窃、做坏事。老师的批评教育也无济于事，结果不仅影响了自己和其他同学的学习，还影响了整个班级的教学，拖了整个班级的后腿。少数老师就可能对此类学生特别烦恼，想方设法将孩子拒之门外，甩掉包袱。

（3）对家庭的影响　看着孩子在学校的不良行为表现和越来越差的学习成绩，家长也是心急如火。而有些老师常常将孩子表现不好的原因归罪于家长，说家长没有尽到责任。家长是又气、又急、又羞愧，可反复教育，孩子还是"屡教不改"，陪读、请家教，浪费大量时间和金钱也无济于事。此时性格急躁的家长就会采取棍棒教育，甚至打得孩子鼻青脸肿、满身是伤，可是收效甚微。时间长了，家长会对孩子失去信心，破罐子破摔，而孩子则会出现抑郁、对抗、仇恨等异常情绪，与父母感情日渐疏远，甚至离家出走。成人后，他们在婚姻、家庭中也容易冲动、发脾气、和配偶争吵，易导致感情、婚姻家庭破裂。

（4）对社会的危害　较重的多动症患儿到了青少年期可表现为学业荒废、攻击性、反社会行为、社会适应不良、情感幼稚、缺乏自尊、互相斗殴等，甚至走上犯罪道路，影响社会治安和和谐，影响国民素质的提高。

多动症的预后与哪些因素有关？

虽然多动症的孩子长大后，部分症状会好转或消失，但仍可有注意力不集中、冲动等表现，极少数还可存在明显的行为和情绪异常，甚至走上了犯罪的道路。多动症患儿的预后差异很大，受到许多因素的影响，常见的影响因素有以下几种。

（1）病情严重程度　预后与病情严重程度有很大关系。轻症的多动症预后较好，而重症患儿预后差，易发生学习困难，人际关系差，引起心理、行为问题多，如说谎、逃学、打架、偷盗、破坏等，影响德育素质，甚至犯罪。

（2）有否共患疾病　如果患儿存在各种共患疾病，则预后较差。特别是出现情绪障碍、攻击行为和品行障碍者，如得不到及时解决，就会加重病情并可延续到成人期，严重影响患儿的预后。

（3）有否精神病史　如患儿有精神病史或精神疾病家族史，则预后较差。

（4）治疗是否及时　如果多动症患儿能得到及时、正确的诊断和治疗（包括药物治疗、行为治疗、父母培训、技能训练等），则病情可能会减轻，至成人后出现的问题也少。而如果没有得到及时的诊断和治疗，患儿的症状可能会逐渐加重，则预后较差。

（5）家庭学校因素　家庭和学校能正确对待多动症患儿，给予更多的关爱，提供良好的生活、学习环境，进行必要的治疗，则大部分多动症患儿都能健康成长。相反则会影响他们的预后。另外，如果家庭社会经济阶层低，父母离异或单亲家庭，预后也较差。

由此可见，多动症的预后不仅和其本身的病情有关，还与是否得到及时治疗，以及家长、老师、同学和全社会的理解、关爱、帮助等有关。

诊断与鉴别诊断篇

- ◆ 用什么方法可以诊断多动症？
- ◆ 诊断多动症，需要收集哪些病史？
- ◆ 为什么多动症容易误诊，常常会被误诊为哪些疾病？
- ◆ 为什么多动症患儿就诊时还需要体检？
- ◆ 能否根据服药后的效果来诊断多动症？
- ◆ ……

用什么方法可以诊断多动症？

多动症是一种慢性的心理行为障碍，最主要的表现是注意力不集中、多动、冲动及学习困难等，但不少患儿的症状很不典型，且大部分患儿还有共患疾病，使得病情轻重不等、差异很大，因此很难与正常儿童的顽皮、淘气以及其他行为、情绪障碍等疾病相区别，给多动症患儿的诊断和鉴别造成了一定的困难。迄今为止，国内外还缺乏一种很客观、特异性很强的诊断多动症方法，而大多采用综合性的评价来进行临床诊断和鉴别。上海长征医院儿科根据几十年来多动症的临床诊断经验，主要采用以下方法来诊断多动症。

①收集和记录病史，填写多动症病历卡。

②与患儿交谈和体格检查，包括"软性神经征"及发育畸形的检查。

③心理评估：由家长、老师和医生根据各种量表（行为和功能）进行判定评分。

④进行多动症的神经心理测试。

⑤进行必要的脑电生理检查。

⑥有选择地进行智能和认识能力测试。

⑦必要时进行脑影像检查（CT、MRI等）、脑电图和血生化、尿常规等实验室检查。

⑧做出诊断（多动症和共病）和鉴别诊断。

诊断多动症，需要收集哪些病史？

病史是诊断多动症最重要的线索，完整又准确的病史，对于多动症的诊断和鉴别非常重要。诊断多动症所需要的病史包括以下几方面。

（1）现病史　带孩子就诊的原因，家长、老师和保育员观察到的孩子主要行为问题，如注意力不集中、上课不认真听讲、回家做作业问题、多动冲动、好发脾气、学习成绩不好、人际关系（亲子关系、伙伴关系和师生关系）及适应环境问题等，这些症状出现的年龄和病程，是否经过治疗，治疗的方法及效果又怎样等。

（2）个人史　①出生史（母孕期疾病、外伤、接触 X 线照射、服药情况，是否使用毒品、吸烟、饮酒等；围生期胎儿窘迫、新生儿出生时评分，是否窒息、产伤，是否先兆流产、早产、过期产、低体重，是否有新生儿惊厥、严重黄疸、颅内出血等）。②生长发育史（何时能抬头、独坐、爬行、独走、能跑、跳远，精细运动能力；开始咿呀学语、讲单词及短句、自动叙述一个简单的故事或事件的年龄；自行控制大小便的年龄；既往学习和人际关系情况）。③生活史（抚养人是谁，入托或进学校的情况、每天玩耍或看电视时间、家庭有无重大生活事件、教养方式、家长对孩子教育有无意见不一致、家长对孩子的期望、家庭环境和亲子关系等）。

（3）既往史　包括中枢神经系统感染（脑炎、脑膜炎）、抽搐史（发生年龄、发作频度、可能的诱发因素等）、精神疾病史、运动和发声抽动；严重躯体疾病、感染、中毒、哮喘、过敏、甲状腺功能低下或亢进、遗尿、大便失禁、躯体发育不良、头部外伤（有无呕吐、昏迷等）。

（4）家族史　包括父母的躯体、精神健康状况及人格特点；家族成员有无吸烟、酗酒、吸毒、精神疾病、违法犯罪史；父母及其亲属在幼年期有无类似表现。

病史收集是诊断多动症非常重要的一环，力求完整、详细、准确，可为多动症的诊断和鉴别提供可靠的依据。

为什么多动症容易误诊，常常会被误诊为哪些疾病？

临床医生常常有这样的体会，多动症的"诊断容易而确诊难"。临床上常有误诊的病例，有时将多动症误诊为其他疾病，也会将其他疾病误诊为多动症。为什么多动症容易误诊，误诊的原因又有哪些呢？

（1）医生认识不够　人们认识多动症的历史并不长，有关多动症的病因及发病机制也未完全清楚。尽管现在大家对多动症的名称很熟悉，但许多人对多动症的知识还没有全面的了解，即使是医生，没有经过训练，特别是不从事多动症诊治的医生，对多动症的认识也还不够全面。

（2）疾病认识不同　由于老师和家长的文化水平、性格爱好不同，和孩子接触的时间、对多动症知识的了解及忍耐程度等均不一致，因此对多动症的认识也有很大的差异。他们提供给医生的病史难以做到全面、客观和准确，有时过于夸张，有时又可能过于掩饰，致使多动症容易被漏诊或被误诊。

（3）表现不够典型　由于医生和患儿接触的时间短，不可能全面观察患儿的症状，因此遇到症状不典型或病情特别轻、特别重的患儿，如果家长和老师不能提供准确的病史，就容易被误诊或漏诊。

（4）共患其他疾病　单纯性多动症比较容易诊断，但大多数多动症常会共患其他心理行为疾病或发育性疾病，临床表现不典型或更加复杂，使得多动症的诊断和鉴别变得困难。

易与多动症相混淆的情况和疾病主要有。

①正常儿童：与年龄相适应的多动儿童，正常顽皮的儿童。

②其他心理行为疾病：精神发育迟滞（智力低下）、抽动障碍、学习困难、语言障碍、孤独症、精神分裂症、适应障碍、行为障碍、焦虑症、抑郁症、强迫症等。

③感觉器官疾病：主要是听力、视力障碍和慢性鼻窦炎等。

④躯体疾病：甲状腺功能亢进、癫痫、小舞蹈病、肝豆状核变性等。

⑤药物不良反应：长期使用抗癫痫药物、激素类等药物的不良反应。

⑥其他：如铅中毒、锌缺乏、缺铁性贫血、过敏性疾病等。

为什么多动症患儿就诊时还需要体检？

多动症患儿就诊时，医生除了要进行心理评估测试等检查外，还常常要对儿童进行必要的体格检查。不少家长不理解，多动症为什么还需要体检呢？

尽管多动症并无明显的阳性体征，但在就诊时还是需要进行必要的体格检查。通过体检，首先可以发现患儿的一些软性神经征。多动症患儿常有1~2项软性神经征阳性，如果有多项软性神经征阳性，则对多动症的诊断更有帮助。

体检还可以发现部分患儿有轻微发育异常的表现，如断掌、多指、高弓形硬腭、发际低、小指短、平底足及足内翻等。目前认为多动症的发病与遗传有关，因此如果发现有上述异常，也有助于多动症的诊断。

体检还可以发现身体其他系统的异常，有利于对患儿全身状况作一个综合评价，也有利于对多动症的病因分析、鉴别诊断和治疗时的参考。如听力、视力异常或甲状腺功能亢进也可以引起多动的症状；有心脏疾病或肝肾疾病的患儿，应慎用药物治疗，如果需要服用药物时，一定要注意药物对心脏和肝肾功能的影响，并严密观察用药反应；对有癫痫发作的患儿，应注意药物对癫痫的影响等，以免诱发癫痫发作。

能否根据服药后的效果来诊断多动症？

在早期，由于缺乏诊断多动症的可靠方法，而多动症患儿服用利他林等兴奋剂治疗后的效果又很好，因此曾有人建议通过观察儿童服用利他林后其症状是否减轻来诊断多动症。如果服药后症状明显好转，则考虑诊断为多动症，如果症状改善不明显或加重，就不是多动症。

实践证明，这种方法是不能作为诊断多动症的方法。因为儿童对利他林的个体差异很大，大部分多动症患儿服药后效果很好，但是10%~20%的患儿服用药物后症状并无明显的改善，甚至症状还有可能加重，如果以服药后的效果来诊断多动症的话，这部分服药效果不好的患儿就得不到诊断，容易造成漏诊。相反，部分正常儿童或其他疾病的患儿在服用兴奋剂后也可能会出现活动减少、注意力增强等现象，如果仅服药后症状的改善与否来诊断多动症的话，又有可能造成误诊。

另外，即使是对兴奋剂有效，每个患者的对药物反应也并不一样，与患儿的年龄、性别、体质及病情程度等有关。有的效果很好，但有的效果一般；有的对一种兴奋剂效果很好，可对另一种却不好。

多动症是一个慢性疾病，需要长期治疗，而药物治疗又有一定的不良反应，因此应该先经专科医生明确诊断后才能进行正规的药物治疗，而不应采用先服药"试试看"的方法来诊断多动症。

为什么"一年级多动症"特别多？

每年的新学年开学后不久，就会看到许多一年级小学生的家长带着孩子来看多动症。这些家长反映，他们的孩子在幼儿园时的表现还可以，并不多动，甚至还有点胆小、少动。可刚上小学一年级不久，很快就出现了自控力差、对学习没有兴趣的表现，老师电话不断，反映孩子在学校的种种问题。家长们感到纳闷，孩子刚上学，怎么突然就变成多动症了？

这种一年级的"多动"现象还是比较常见的，其实他们大部分都不是真正的多动症，而是由于孩子刚进入学校，不能够适应学校新生活所引起的适应不良现象，与真正的多动症是有区别的。

为什么会发生这种适应不良现象呢？首先，孩子的生活规律发生了很大的变化。孩子在家中或幼儿园的环境较为宽松，以游戏为主；而在学校则以学习为主，上课要求规规矩矩地坐在教室里，不能随便讲话，不能做小动作，还要学习写字、计算等。学校还规定了严格的作息制度，不能迟到，不能早退，中午也取消了午休。面对这么多生活规律的改变，许多儿童一下子不能够适应，很可能就会出现一些行为异常的表现。

另外，孩子刚入学，进入一个陌生的新环境，一下子要认识许多新老师和新同学，要面临更多的挑战，也会经历一些挫折。如果学校老师的要求比较严格，和新同学还不熟悉，尤其是受到过老师批评或同学欺负时，部分基础较差、动作较慢、心理承受能力差的孩子就很容易产生各种行为异常和焦虑情绪，变得"多动"起来。常常表现为坐不住，注意力不集中，自觉性差，粗心大意，紧张、胆小，自理能力差，人际关系不好，协调性差等。

不过，这种一年级的"多动"现象只是暂时的，这些孩子经过一段时间后，对学校的生活和环境就能适应，"多动"表现也就可以逐渐消失了。需要注意的是，家长不要认为将孩子"交给老师"后就没事了，家长和老师都应关爱这些一年级的新生，让他们尽早适应学校的生活，而不应歧视他们，更不要随意戴上"多动症"的帽子。但如果这种"多动"现象持续存在，且逐渐加重，那就要注意是否真的是多动症了。

什么是软性神经征？

多动症患儿的体格检查中，一般并没有明显异常的阳性体征，但有时也可发现一些轻微的神经体征，这些体征并无定位和定性的意义，就是在正常的儿童中也可能会被发现，且这些体征随着年龄的增长可以逐渐消失。为了与麻木、瘫痪等神经系统的"硬性"神经体征相区别，人们将这些轻微的异常体征称为"软性神经征"。

软性神经征有20、30种之多，常用的有翻手试验、指鼻试验、点指试验、跟-膝试验及双臂伸展试验等，另外还有闭眼起立、直线步行、单足站立、伸舌闭眼试验及利手试验等。临床上约有一半以上的多动症患儿可能有1~2种软性神经征阳性，但是软性神经征的阳性并不能作为诊断儿童多动症的标准，而只能作为诊断的一种参考指标。如果儿童有多项软性神经征阳性，则对诊断多动症的参考价值就大。

什么是翻手试验、点指试验和指鼻试验？

翻手试验、点指试验和指鼻试验都是多动症患儿检查时较为常用的几种软性神经征。

（1）翻手试验　让受试儿童坐在桌前，双手平置于桌面，手心向下，拇指置于掌心，两手四指靠紧并拢。令其将双手抬高、翻过来，平放于桌面原处，两手靠紧并拢。此后就这样限定在原位反复翻动双手，并逐渐加快速度。在受试儿童翻手时，观察其动作是否协调，主要是肘部摆动的幅度、双手翻动时的姿势及双手是否并拢等。多动症患儿常常表现为翻手姿势笨拙、不协调，双手不能并拢，翻手时肘部摆动幅度大，常超过一个肘部的宽度，甚至乱翻一阵。70%~80%的多动症患儿翻手试验阳性。

（2）点指试验　让受试儿童一手握拳，另一只手用拇指端按顺序（食指、中指、无名指、小指）依次接触其他手指端，再按反顺序接触手指，并逐渐加快速度；然后另一只手也重复上述同样的动作，或双手同时重复上述动作。对年龄较大儿童还可按食指、无名指、中指、小指的顺序进行。在受试儿童点指同时，观察其点指动作的协调性，有无镜样动作（即一只手做动作时，另一只手也出现类似的动作），以及错误次数。多动症患儿协调性、灵活性差，错误多，速度慢，常出现镜样动作，速度加快时往往难以按顺序完成。

（3）指鼻试验　受试儿童平坐在医生的对面，令其先用左手食指指尖指自己的鼻尖，然后用右手食指指尖指自己的鼻尖，最后分别用左右手指指尖指对面医生的鼻尖，睁眼和闭眼各指5次。指鼻同时，观察其在试验中动作的协调性、速度及偏离次数。也可采用同样方法，指眼、耳、嘴等处。多动症患儿往往动作过重，往往不用指尖，而用整个手去摸目标，显得很笨拙，左右不分或偏离次数多，尤其在闭眼时更为明显（闭眼时偏差3次以上）。

多动的孩子就是多动症吗？

不少家长为自己孩子的多动而发愁，大多数的老师也都比较喜欢安静的孩子，不喜欢多动的孩子，认为这种多动的学生是患了多动症。他们将儿童的好动和多动症画了等号，认为只要有多动的表现当然就是多动症了。其实，这种观点是不正确的。

好动是孩子的天性，大部分正常的孩子都是精力特别旺盛、好动的，这是与他们的年龄相适应的。他们虽然多动，但他们的自控力强，注意力集中，上课能认真听课，情绪稳定，无冲动，学习成绩良好，随着年龄的增长，多动表现会逐渐消失。这种多动的孩子并不是多动症，而是一种正常孩子的顽皮多动，这种多动也是一种正常现象。

确实大部分多动症患儿都有多动症状，但他们的多动与他们的年龄并不适应，常常表现为过度的活动。除了多动表现之外，常常还有其他一些表现，如注意力不集中、冲动任性、认知障碍、学习困难等，这种多动的孩子就是多动症。需要注意的是，并非所有的多动症都有多动症状，10%~20%的多动症并无多动表现。另外，还有不少其他疾病也可能会出现多动的表现，如抽动障碍、情绪障碍、视听觉障碍、舞蹈病、脑发育不全等，这种多动也不是多动症，在诊断时需要注意鉴别。

我们在分析儿童多动表现时，还需要看其起病的年龄和病程有多长，如果起病是在12岁之后，持续时间少于半年，那也不是多动症，而反之则要考虑多动症。

孩子出现多动症状时，可能是正常的，也可能是多动症，还可能是由其他疾病引起的。因此我们做出诊断时，一定要综合考虑，而不能仅凭某一个症状来诊断，如果单纯以"多动"作为多动症诊断标准的话，就很容易造成误诊。

什么是评定量表，诊断多动症的量表有哪些？

所谓"评定量表"（简称量表）是指通过观察，给事件、行为或特质一个评定分数的标准化程序，常常由熟知被试者行为的第三者根据长期观察的结果对被试者行为进行评定，评定以数字化体现，要求客观、全面和正确。

目前人们诊断多动症还没有客观的实验室标准，还只能依靠分析、评价多动症患儿的临床表现来诊断。但是，医生和患儿接触的时间毕竟较短，而且有不少的患儿刚到医院或在医生面前就显得"平静、老实"，不一定马上都表现出活动过多或注意力不集中等症状，因而医生无法在短时间内了解其全貌。为了能更全面地收集儿童在学校和家中的情况，专业人员将多动症不同的临床表现归类，制定了儿童行为的量表，根据量表中所列出的表现给儿童进行评分定量，这样不但可以帮助诊断多动症，而且还可以了解其病情轻重程度，也便于统计分析和相互比较。在找到诊断多动症的客观标准之前，评分量表是一种诊断多动症的重要手段。

儿童行为量表通常是由对儿童日常活动最了解的教师和家长来填写，所以行为量表又可分为"教师用量表"和"家长用量表"，也有由教师和家长共同填写的行为量表。"教师用量表"和"家长用量表"两种量表的内容大同小异，但观察行为的角度不同，因此需要相互结合，才能避免评价的偏差。对于较大年龄的儿童，有些心理活动不愿意告诉家长，可用"儿童自评量表"。

临床上用于多动症评估的量表较多，常用的评估量表如下。

（1）评估多动症症状的量表　SNAP-IV行为量表，多动症诊断量表（ADHD DS-P），注意缺陷-多动和攻击量表（IOWA），范德比尔特多动症评定量表（VARS）等。

（2）评估多动症共患病的量表　Conners症状问卷（PSQ,TRS），Achenbach儿童行为量表（CBCL），Rutter儿童行为量表，长处和困难量表（SDQ），埃克森个性问卷（EPQ），儿童焦虑障碍筛查表（SCARED）等。

（3）评估社会功能的量表　Weiss功能缺陷量表（WFIRS-P），儿童困难问卷（QCD），儿童大体评定量表（CGAS）等。

家长和老师对多动症患儿的行为评价有差别吗？

家长和老师是和孩子接触最多的人，也是最熟悉孩子的人，因此他们对孩子的行为表现也最有发言权，但家长和老师对多动症患儿的行为评价也常常存在着明显的差别。

国外有学者曾报道，用评分量表对一组多动症患儿的行为进行评分，结果家长评分和老师评分只有77%相吻合，如果单凭家长填写的量表来诊断，准确率只有38%。上海长征医院分析了348名学龄期多动症患儿的老师和家长行为量表评分结果，发现老师和家长完全相同者只占49.4%，高达一半以上的家长和老师对多动症患儿的行为评价存在着显著的差异。

为什么家长和老师对同一个孩子行为的评价会出现如此大的差异呢？首先这与家长和老师与孩子接触时间不同有关。学龄儿童日间在学校学习，和老师接触的时间较多，在课堂学习时，需要学生有良好的注意力和自控力，不允许多动，也不容许随便讲话，因此多动症的表现容易暴露，易被老师发现。放学回家后，尤其是做作业时，多动症的症状又可为家长观察到。但由于学生在家中的时间短，要求也较学校松，因此老师比家长更容易发现多动症的症状。在学校，学生们在一起学习、活动，老师还可以将学生之间的行为进行比较，因此老师所得的结论也相对客观些。当然，在老师的评价中，还应考虑班主任老师和其他任课老师是否意见一致，减少评价的误差。

另外，老师和家长的文化水平、性格爱好及对于儿童行为要求的客观差异，以及对多动症知识的了解及忍耐程度等不相同也会对他们评价孩子的行为有一定的影响，有时即使是同一种行为表现，老师和家长也会有两种截然不同的结论。

因此，如果单凭家长或教师所提供的情况都可能有其片面性和主观性，而应将两个量表的评分结果结合起来进行综合分析，才能得到比较全面、客观的结果，从而为正确诊断多动症提供客观的依据。

父母之间对多动症患儿的行为评价有差别吗？

其实，不仅老师和父母对多动症患儿的行为评价有差别，就是父亲和母亲之间对多动症患儿的行为评价也有差异。有学者分析了232例多动症患儿的父亲和母亲填写的行为量表评分结果，其中两者完全相符的只有59.1%，说明父母之间对多动症患儿的行为评价也存在着明显的差异。

在同一个家庭中，为什么父亲和母亲对多动症患儿的行为评价存在着如此大的差异呢？这可能是由于父母的职业、文化水平、性格爱好不同，对孩子的关心程度、要求、期望、和孩子接触时间、忍耐程度及对多动症知识的了解程度等也不一定相同有关。

一般来说，父亲由于工作较忙，在家时间短，与孩子接触时间也少；而母亲则在家时间长，照料孩子的学习和生活，和孩子接触的时间多，更易于发现孩子的症状。另外，与母亲相比，较多的父亲性情较为急躁，和孩子的沟通少，对孩子要求又高，动辄训斥、甚至打骂，使孩子对父亲有种畏惧感，结果孩子在父亲面前自控力差的行为就有所收敛；而母亲和孩子的沟通较父亲多，为孩子解释多，训斥、打骂少，孩子在母亲面前无畏惧感，尽情地表现自己，自控力差的症状更易被发现。

每个家庭的情况都不完全一样，我们在分析、评定家长提供的家长量表时，一定要仔细询问父母两个人对孩子的评价是否一致，还要询问父母的文化水平、职业、性格爱好，以及父母与孩子的接触时间、关心程度等，才能得出客观的评价。如果父母不是孩子的看护者，则由看护者填写评分量表的价值更大。

美国多动症诊断标准是什么？

美国DSM-V（《美国精神病诊断手册》第五版，2014）关于诊断多动症的标准，也是目前国际上应用最为普遍的诊断标准，我国《多动症防治指南中》就建议采用该诊断标准作为我国的诊断标准。现介绍如下：

（1）注意缺陷　有下列6项以上，持续至少6个月，且达到了与发育水平不相称的程度，并直接对社会和学业、职业造成了负面的影响。这些不仅仅是对立行为，违抗、敌意的表现，或不能理解任务指令。对于年龄较大（17岁及以上）的青少年和成人，则至少需要满足以下症状中的5项。

①在学习、工作或其他活动中，常常不能注意到细节，容易出现因粗心所致的错误（例如：忽视或遗漏细节，工作不精确）。

②在学习、工作或游戏活动时，常常难以保持注意力（例如：在听课、对话或长时间的阅读中难以维持注意力）。

③与之对话时，常常心不在焉，似听非听（例如：即使在没有任何干扰的情况下，看起来也是心不在焉地听）。

④往往不能听从教导以完成作业、日常家务或工作（并非因为对立行为或不理解所致）（例如：可以开始任务，但是很快就失去注意力，容易分神）。

⑤常常难以完成有条理的任务或活动（例如：难以管理有条理的任务，难以把材料或物品放得整整齐齐，工作凌乱、没有头绪，不良的时间管理，不能遵守工作或学习截止日期）。

⑥常常逃避、不喜欢或不愿从事那些需要注意力持久的作业或工作，如做功课或家务等（例如：不想做学校作业或家庭作业，对于年龄较大的青少年和成人，则为准备报告、完成表格或阅读冗长的文章）。

⑦常常遗失作业或活动所必需的东西，如玩具、课本、家庭作业、铅笔或其他学习工具（例如：丢失学校的资料、文具用品、钥匙、钱包、手机、文件和眼镜等）。

⑧很容易受外界刺激而分心（对于年龄较大的青少年和成人，可能包括不相关的想法）。

⑨在日常活动中丢三落四（例如：做家务、外出办事，对于年龄较大的青少年或成人则为回电话、付账单、约会等）。

（2）多动-冲动　有下列6项以上，持续至少6个月，且达到了与发育水平不相称的程度，并直接对社会和学业、职业造成了负面的影响。这些不仅仅是对立行为，违抗、敌意的表现，或不能理解任务指令。对于年龄较大（17岁及以上）的青少年和成人，则至少需要满足以下症状中的5项。

①常常手脚动个不停，或在座位上扭动。

②在教室里或其他要求坐好的场合，常常擅自离开座位（例如：离开其在教室、办公室或其他工作的场所，或是在其他情况下需要保持原地的位置）。

③常常在不合适场合过多地跑来跑去或爬上爬下（对于青少年或成人，可以仅限于有坐立不安的主观感受）。

④往往不能安静地参加游戏或课余活动。

⑤常常一刻不停地活动，似乎有个机器在驱动他（例如：在餐厅、会议中无法长时间保持不动或觉得不舒服；可能被他人感受为坐立不安或难以跟上）。

⑥常常讲话过多。

⑦常常在别人问题尚未问完时便急于抢答问题（如接别人的话，不能等待交谈顺序）。

⑧在活动中常常不能耐心地排队等待轮换上场（例如：当排队等待时）。

⑨常常在他人讲话或游戏时予以打断或插话（例如：插入别人的对话、游戏或活动；未经他人允许使用他人东西；对于青少年或成人，可能是侵扰或接管他人正在做的事情）。

诊断标准要求上述症状应在12岁以前出现，并至少存在于两个以上场合，如在学校、工作室（或诊查室）或在家里。在社交、学业或职业等功能上，有临床缺损的明显证据，并排除精神分裂症或其他精神障碍的可能，如心境障碍、焦虑障碍、分离性障碍、人格障碍、物质中毒或戒断等。

DSM-V将多动症分为混合型（在过去6个月中符合以上的标准）、以注意缺陷为主型（在过去6个月中符合注意缺陷标准，但不符合多动-冲动的标准）和以多动-冲动为主型（在过去6个月中符合多动-冲动的标准，但不符合注意缺陷的标准）。另外，诊断标准还将多动症的病情程度分为三度。轻度：症状少于或稍微超过诊断所需要的条目数，学校和社会功能没有或仅有轻微损害。中度：症状和损害介于轻度和重度之间。重度：症状明显超过诊断所需要的条目数，学校、家庭和同伴关系等社会功能有明显且广泛的损害。

国际多动症诊断标准是什么？

国际疾病分类标准（ICD-10）关于多动症的诊断标准，是世界卫生组织推荐，也是国际上常用的诊断标准之一。该标准使用"多动性障碍"的名称，介绍如下。

1.注意障碍　下列症状至少6条，持续至少6个月，达到适应不良的程度，并与患儿的发育水平不相称。

①常常不能仔细地注意细节，或在做功课、工作或其他活动中出现漫不经心的错误。

②在完成任务或做游戏时常常无法保持注意力。

③与之对话时，常常显得没有在听，心不在焉。

④常常无法始终遵守指令，无法完成功课、日常杂务或工作中的任务（不是因为违抗行为或不理解指令）。

⑤组织任务和活动的能力常常受损。

⑥常常回避或极其厌恶需要保持精力集中的任务，如家庭作业。

⑦常常遗失某种任务或活动的必需品，如学校的作业、铅笔、书、玩具。

⑧常常易被外界刺激吸引过去。

⑨在日常活动过程中常常忘事。

2.多动　下列症状至少3条，持续至少6个月，达到适应不良的程度，并与患儿的发育水平不相称。

①双手或双足常常不安稳，或坐着时蠕动。

②在课堂上或其他要求保持坐位的场合离开位子。

③常常在不适当的场合奔跑或登高爬梯（在少年或成年，可能只存在不安感）。

④游戏时常不适当地喧哗，或难以安静地参与娱乐活动。

⑤表现出持久的过分运动，社会环境或别人的要求无法使患儿显著改观。

3.冲动　下列症状至少3条，持续至少6个月，达到适应不良的程度，并与患儿的发育水平不相称。

①常常在对方提问未完时其答案即脱口而出。

②在游戏或有组织的场合常不能排队或按顺序等候。

③经常打扰或干涉他人（如打断、干扰别人的交谈或游戏）。

④常说话过多，不能对社会规则做出恰当的反应。

诊断标准要求上述障碍的发生不晚于7岁；应在一种以上的场合符合上述标准，例如在家中和学校都有，或同时存在于学校和另一种对患儿进行观察的场合，如门诊或公共场所；症状导致具有临床意义的苦恼，或损害其社交、学业或职业功能；不符合广泛发育障碍、躁狂发作、抑郁发作或焦虑障碍的标准。

在ICD-10中18项症状学标准与DSM-V类似，但不分型，不过要求两大主症同时存在，因此在诊断上ICD-10比DSM-V更严谨。ICD-10对国际精神障碍分类学的影响很大，被纳入世界各国官方疾病统计范围。

中国多动症诊断标准是什么？

2001年出版的《中国精神障碍分类方案与诊断标准》第3版（CCMD3）关于多动症的诊断介绍如下。

1.注意障碍　至少有下列4项。

①学习时容易分心，听见任何外界声音都要去探望。

②上课很不专心听讲，常东张西望或发呆。

③做作业拖拉，边做边玩，作业又脏又乱，常少做或做错。

④不注意细节，做作业或其他活动中常常因粗心大意而出现错误。

⑤丢失或特别不爱惜东西（如常把衣服、书本等弄得很脏很乱）。

⑥难以始终遵守指令完成作业或家务劳动等。

⑦做事难以持久，常常一件事没做完，又去干别的事。

⑧与他说话时，常常心不在焉，似听非听。

⑨在日常活动中常常丢三落四。

2.多动　至少有下列4项。

①需要静坐的场合难于静坐或在座位上扭来扭去。

②上课时常做小动作，或玩东西，或与同学讲悄悄话。

③话多，好插话，别人问话未完就抢着回答。

④十分喧闹，不能安静地玩耍。

⑤难以遵守集体活动的秩序和纪律，如游戏时抢着上场，不能等待。

⑥干扰他人的活动。

⑦好与小朋友打逗，易与同学发生纠纷，常不受同伴欢迎。

⑧容易兴奋和冲动，有一些过火的行为。

⑨常在不适当的场合奔跑或登高爬梯，好冒险，易出事故。

上述症状起病于7岁前（多在3岁左右），至少已6个月，对社会功能（如学业成绩、人际关系等）产生不良影响。并排除精神发育迟滞、广泛发育障碍、情绪障碍等。

我国CCMD3诊断多动症的标准向着ICD-10靠拢，又保留了中国特色，既吸取ICD-10及DSM-IV的优点，又体现了中国的文化传统。

只要有多动症的症状就可以诊断多动症吗？

从上述这些多动症的诊断量表中可以看出，一般诊断多动症需要有4个基本条件：①要有多动症的各种临床表现（包括注意障碍、多动冲动等）；②起病年龄要在12岁之前；③病程要达6个月以上；④要排除其他疾病。从以上四点诊断条件中我们不难看出，仅有多动症的表现还不能诊断为多动症，这也是平时容易误诊的一个原因。

由于病史提供者对多动症的认识、忍耐程度及与孩子接触时间等不尽相同，他们所提供的病史可能带有一定的主观性和片面性，因此需要医生仔细询问家长、老师及看护者，全面而准确地了解孩子的行为表现，确定孩子是否有多动症的症状，如注意力不集中、多动冲动等表现，同时要了解这些症状是否存在于至少两个以上的场合，是否伴有学习困难、人际关系困难等功能障碍，是否有各种共患疾病的表现。在确定儿童存在这些行为异常时，还要询问这些异常表现的发病时间是否是在12岁以前以及持续的时间，如果发病是在12岁以后，或发病时间很短的话，即使有多动症的表现也不能诊断多动症。由于许多其他疾病也可能有多动症的表现，如抽动症、广泛发育障碍、精神分裂症、心境障碍、焦虑障碍、分离性障碍或人格障碍等，因此，在诊断多动症时一定要注意除外其他疾病。

只有同时具有以上4个条件，才能做出一个"多动症"的诊断。

婴幼儿是否也有多动症？

如果我们仔细地看一看，就会发现诊断多动症的标准，大多只适用于学龄期以上的儿童，有关婴幼儿的描述很少，那是否也有"婴幼儿多动症"的诊断？

从我们在前面介绍的多动症表现来看，多动症不仅存在于学龄期以上的儿童，而且也可以存在于婴幼儿期儿童，也就是说婴幼儿也应该有"多动症"。不少多动症患儿从小就有多动的表现，有的母亲回忆在怀孕期间就觉得胎儿动得厉害，新生儿期显得特别活跃，手脚乱动，吃奶也不安宁，睡眠少，醒来后马上哭吵、要大人抱。婴儿期主要表现为生活规律性差，多动、不安宁，行为变化无规则，过分哭闹，容易激惹。幼儿期则以活动过多为主，不听话，难管教；有的表现为睡眠不安，喂饭困难；有的乱丢玩具，一玩就厌；有些任性冲动，好发脾气，受不得一点委屈，难以管教。这些婴幼儿都有一个共同的特点，那就是他们的多动和注意力不集中等表现是"与其年龄发育不相称的"，这些症状持续存在，而且出现在家庭以外的多个不同场合（如幼儿园、公共场所等）。

既然婴幼儿时期也存在多动症，那为什么很少去做出"婴幼儿多动症"的诊断？可能有以下几个原因。

（1）在婴幼儿期，注意力不集中、好动等就是这个年龄儿童的日常行为，难以与正常儿童的行为相鉴别。如果轻易诊断的话，容易出现诊断的扩大化。

（2）有些婴幼儿的多动、注意力不集中表现，随着年龄的增长可能逐渐消失。

（3）婴幼儿期多动症对生活、学习影响较小，人们的关注程度也不如对学龄儿童那么高。

（4）如果从小就给孩子戴上"多动症"的帽子，对孩子和家长都会产生很大的心理压力，反而不利于孩子的健康成长。因此，一般认为，并无诊断"婴幼儿多动症"的必要性。

目前关于"婴幼儿多动症"的诊断还存在不少的争议，但不管我们是否给婴幼儿一个"多动症"的诊断，如果发现婴幼儿有明显的多动、注意力不集中、易冲动等表现，还是应该及早进行干预，防止病情进一步加重。

青少年多动症有何特点？

随着年龄的增长，多动症患儿的症状也会发生变化，那青少年多动症的表现有何特点呢？

（1）行为很幼稚　虽然他们已是青少年，大多都进入了中学，但在行为、语言上显得很幼稚，喜欢和低年级的学生玩。他们常过分嬉笑、易兴奋，作弄人时不顾他人的感受，对他人的玩笑反应过度，给人以"很不成熟"的感觉。有些家长和老师反映，这些孩子虽然人长得又高又大，可言行与他们的年龄很不相称，好像仍然还是个"幼儿园里的小朋友"。

（2）注意力不集中　随着年龄的增长，多动的表现可能逐渐减少，但注意力不集中的表现却仍然很明显。常常表现为内心不安宁、坐不住、心烦，上课听不进，有时眼睛呆呆地盯着老师或黑板，却不知自己在听什么。在座位上常做小动作，如果环境有较大的空间允许其活动时，仍有活动过度的表现，干扰他人。

（3）学习成绩差　在小学阶段可能并未出现明显的学习问题，也没引起家长和老师的注意。到了青少年期，由于学习内容和难度都明显增加，需要更高的自觉性和认知水平，要求在学习时更注意细节、注意力更集中、更持久，这时学习问题就出现了。另外，由于刚进入中学，适应不了新的学习环境和中学老师的教学方法，完不成作业，学习兴趣下降，逐渐出现学习困难，学习成绩很差。

（4）情绪问题多　仍然有冲动任性、容易激惹、克制力差等表现。对外界刺激的反应强烈，易发脾气；行为唐突、冒失、过失行为多，事前缺乏周密考虑；忍受挫折能力差，自我形象不好，自尊心下降，缺乏动力，无论是批评和表扬都不能激起他们的上进心；逆反心理严重，家长和老师的批评、教育都会引起对抗，与老师、同学、家长关系不融洽。部分青少年由于学习、人际交往的失败，而迷恋上网，很容易网络成瘾。

（5）攻击行为多　该时期正是青春逆反时期，自我意识也迅速发展，独立愿望日益强烈，不服从指令，亲子冲突增加，甚至导致家庭暴力。如果早期伴有攻击、违抗行为的儿童，青春期后容易出现危险举动或破坏行为，行为不顾后果，容易发生事故而且事后不会吸取教训，易于发展成品行障碍、药物或酒精滥用、反社会行为、青少年违法犯罪。

由于青少年多动症的症状不够典型，更应详细询问病史，尤其是小学阶段的病史，避免误诊。

如何诊断成人多动症？

成人多动症也是一种独立的精神障碍，在做出成人多动症诊断时，应综合考虑临床多方面的因素，因此要详细收集病史，包括学习、工作及家庭生活等情况。病史的具体内容包括个人发育史：是否存在语言、动作发育迟缓、运动协调障碍等；童年表现：有无多动、冲动、对抗行为、以自我为中心或对同龄人的敌对行为等；在校表现：是否有注意力涣散、多动、不良学习成绩、纪律问题等；工作表现：是否经常变换工作单位、工作不良表现等；婚姻、家庭生活中是否关系不良等；是否有精神病史，如抑郁、焦虑、强迫障碍、物质依赖、精神病治疗史等。这些病史都有助于诊断，并将影响到疗效和预后。美国有关成人多动症的诊断标准主要包括以下内容。

①患者在儿童期的表现符合多动症的诊断标准，病史来自患者本人或家庭成员。

②目前多动的症状已不存在，但多动症的其他症状，如注意力不集中、冲动等仍未缓解。

③由于注意障碍和冲动等表现，使社会生活和职业功能受到损害。

④排除精神分裂症、情感性障碍、重度或极重度精神发育迟滞等疾病。

由此可见，成人多动症的关键是目前是否仍然存在有"注意障碍"和"冲动"的表现。

多动症最常见的中医证型有哪几种？

中医对多动症的临床辨证分型较多，约十余种，分型也非常细致，各学者根据自己的临床经验，也有自己的分型标准。在临床上较为常用的证型有。

（1）肾阴不足、肝阳上亢证　肾主水、主骨、藏精，肾水不足，水不涵木，则肝阳上亢。肝为将军之官，肝阳亢则主要表现为心神不宁、多动多语、冲动任性、急躁易怒、难以自控，神思涣散，注意力不集中等。

（2）心脾两虚、气血不足证　心神失养，则失眠多梦；脾气虚弱，则面色少华，食纳不佳，神不内宁，多动。主要表现为多动不安，上课不能专心听讲，注意力涣散，小动作多，形体消瘦或虚胖，言语冒失无礼等。

（3）湿热内蕴、痰火扰心证　湿热蕴生痰，痰热上蒙心窍而失去理智，出现多动、无礼。主要表现为烦躁不宁，冲动任性，多动多语，无以自控，神思涣散，注意力不集中等。

（4）瘀血内阻、脉络失养证　脑有轻微损伤，可以造成气滞血瘀，气机不畅，脉络失养，容易暴躁发怒、多动惹人。表现为冲动任性、好惹人恼怒，动作过多，注意力涣散，思想不集中，学习困难，神情不定等。常常有脑损伤史。

（5）心肝肾失调证　心主神，肝主筋，肾主骨、通脑。心肝肾失调会出现心神不定，四肢乱动。主要表现为冲动任性，好惹人，注意力涣散，上课不专心听讲、小动作多，无自控力，学习成绩差。

（6）气虚证　心气不足，则气短心悸，面色不华，神疲自汗，无以自控。主要表现为精神疲乏，记忆力差，心神涣散，注意力不集中或短暂，活动过多、无目的性。

另外，还有肾阴不足、热扰心神证；心阴亏虚证；痰热动风证；阴虚痰热证等。在这些病症中，以肾阴不足、肝阳偏旺证最为多见。

心理测试对诊断多动症有何意义？

心理测试是对反映心理品质的行为进行定量化分析和描述的一种方法，尤其对测试儿童的注意力很有意义。

国内外许多学者曾对多动症的神经心理学检查作过研究，认为心理测试对于了解患儿的心理活动、反映其注意力都很有帮助。目前用于多动症诊断的心理测试方法很多，各种方法均有其特点和应用范围，常用的主要有以下几种。

（1）韦氏测验法（WISC-R）　内容包括12个方面，即常识、类同、算术、词汇、理解、背数、添图、排列、积木、拼音、译码、迷津。该法主要观察儿童在作业（如图画填充、图片排列、物体拼凑和编码等）和词语方面的能力。

（2）儿童智力筛选40题测验　采用问答的形式对7~14岁儿童进行智力检测。内容包括：认识图形、图片填充、生活常识、计算、普通伤害的防卫能力、分辨能力、语言理解。

（3）绘人形法　即让受试儿童在无任何暗示情况下画小人，然后根据所绘人形的完整程度、应用时间等来评定分数。

（4）本德完形测验　属于视觉知识机能测验，其方法是让受试儿童临摹9个几何图形，根据图形本身的变化、彼此关系及空间背景等了解儿童视觉的整合功能。

（5）注意划削试验　给受试儿童提供3张0~9数字表，要求划去某个特定的数字或特定组成的数字，按划对、划错或漏划的数目计算失误率。

上海长征医院儿科运用神经心理学原理，根据多年的临床经验，独自设计了一种多动症的心理测试方法，主要由四部分内容组成，按规定标准进行评分，现简介如下。

①写字：在规定大小的范围内，写出规定的英文字母符号（大小写），要求书写正确，不能出格。多动症患儿往往精细动作不协调，不按规则书写，写出的字母符号可能是东倒西歪、写错或写出格等。

②走迷津：按规定走出迷津，不能碰线。多动症患儿常常碰线或越线，出错较多。

③译码：在规定时间内将100个不同符号（共10种）译成代码。多动症患儿由于注意力不集中，记忆力差，译码的速度明显较正常儿童缓慢，不能按时完成，而且出错多。

④匹配：用10对各不相同的图形进行两两匹配，匹配时要注意上下、左右及多少。多动症患儿由于注意力不集中，容易将相似的图形配错。

应用上述心理测试方法，我们对144例多动症患儿进行了测试分析，其中正常的占20%，轻度的占53%，中度的占20%，重度的占7%，与其他诊断方法所得的结果基本一致，因此，该测试方法对于多动症的诊断也有一定价值。

什么叫连续作业试验，对诊断多动症有何帮助？

连续作业试验（CPT）是近年来出现的检测注意力和认知功能的一种方法，根据感觉通道的不同，分视觉持续性操作测验和听觉持续性操作测验。其具体方法是让受试者完成一项视听觉认知任务，如看某个荧光屏或听某种声音，在一连串的各种刺激或成对的刺激（非靶刺激，如图像、数字、不同的声音等）随机快速呈现过程中，要求受试者对指定的某一刺激（靶刺激）做出反应（按键），通过计算和分析受试者对靶刺激反应的速度、潜伏期、正确与错误率等，判断受试者的主动注意力和认知功能。

目前国内外有关运用CPT测试多动症的报道较多，大多发现多动症的患儿按键的正确率低，误按、漏按率或错误数高于正常儿童，表明其主动注意力下降、认知功能差及冲动性强、抑制功能弱。而用兴奋剂治疗后，正确率提高，误按、漏按率或错误数明显减少。但由于各家报道使用的具体方法和参数设置并不相同，靶刺激出现的频率也不一致，因此目前该方法尚在研究之中，其结果对于多动症的诊断只能作为一个重要的参考指标。

脑电图和脑地形图对诊断多动症有何帮助？

脑电图对于许多神经、精神疾病的诊断具有重要意义。一些学者也观察了多动症患儿脑电图的变化，发现近50%的多动症患儿脑电图有异常，异常率要明显高于正常儿童，以轻、中度异常为主。多动症患儿脑电图异常的机制并不清楚，亦无特异性，更不能反映高级精神活动（注意、认知等）的变化，因此单凭脑电图的异常是不能够诊断儿童多动症的，但它可作为鉴别诊断及预后判断的参考依据。另外，如果患儿幼时有高热惊厥史、抽搐史或有抽搐家族史，在应用兴奋剂之前，应检查脑电图排除癫痫。

脑地形图又称为脑电功率谱，是20世纪80年代继CT和磁共振之后出现的又一先进的脑部成象技术，此项检查技术的优点是既能进行病理诊断，又能进行功能诊断。

与常规脑电图比较，脑地形图曲线能带来更多的信息，也能分析出许多目测不易识别的脑电图微细变化。脑地形图对于检测脑部不对称异常病变更敏感，能将各种频率的改变部位、范围及量的差别，用彩色图形准确、客观地显示出来，因此脑地形图要优于常规脑电图。另外脑地形图在提供大脑功能性损害的灵敏度、范围和程度方面要优于脑CT。

目前，脑地形图主要应用于神经及精神疾病，如精神分裂症、痴呆、癫痫、脑肿瘤、脑外伤和脑血管等疾病的辅助诊断，在儿科的应用也越来越广泛。有学者发现多动症患儿脑地形图也可能出现异常，主要是慢波增多、大脑皮层功能调节差等变化，异常程度大多与病情程度成正相关，而经治疗症状改善后，脑地形图大多可恢复正常。但脑地形图的异常并不具特异性，因而尚不能作为多动症的诊断指标，但对于多动症的鉴别诊断及预后判断等具有一定的价值。

可以通过脑CT和磁共振来诊断多动症吗？

脑CT和磁共振（MR）都是近年来影象诊断中最新、最先进的技术，它通过特殊技术来观察人体内部形态结构的异常改变。由于它具有清晰度好、分辨率高及无创伤等许多优点，已完全替代了既往的头颅X线摄片等检查，使得许多以前难以诊断的疾病得以明确诊断，目前已广泛地应用于多种颅内疾病的诊断和鉴别诊断。

有人研究了多动症患儿的脑CT和MR图像，结果CT检查并没有发现多动症与正常儿童有明显异常，但MR检查却发现了一些异常改变。MR的异常包括：多动症患儿大脑体积较正常儿童较少，右侧大脑较左侧小，基底神经核及前额叶等部位均较正常儿童小，失去对称性，小脑和脑室系统也存在异常等。近几年有学者采用最先进的功能磁共振（fMRI）对多动症进行了探索性的研究，也发现了相似的结果。

磁共振检查的结果支持了有关多动症的病理生理假说。不过MR显示的这些变化特异性不强，对于探究多动症的病因及发病机制有一定的帮助，尚不能作为诊断多动症的依据。但脑CT和MR的检查对于多动症的鉴别诊断，均具有很大的价值。

通过血液、尿液检查可以诊断多动症吗？

血、尿常规检查都是临床上最常用的、最基本的检查方法。血常规主要是检查外周血的血红蛋白、白细胞、血小板等，临床上主要用于检查有无炎症、贫血、血小板是否正常及其他血液系统疾病等。尿常规则主要是检查尿的颜色、酸碱度，尿中是否有红细胞、白细胞、尿蛋白及尿糖等，主要用于检查是否有泌尿系统疾病或全身疾病是否影响到泌尿系统。

早就有学者研究了多动症患儿的血、尿常规检查，并未发现与正常儿童有明显差异，因此血、尿常规的检查对多动症的诊断并无意义。不过，应注意是否有明显的贫血，因为贫血也可能出现多动表现。

此外，国内外许多学者还检查了多动症患儿血液、尿液中多达30多种生化指标，这些指标包括多种体内激素的含量、儿茶酚胺及其代谢产物的含量、多种微量元素（铅、铜、锌、铁等）等，在部分患儿也确实发现了一些差异，但这些异常并无明显的特异性，且并非所有多动症患儿都出现异常。因此，仅仅靠血、尿等生化检查是不能诊断多动症的，但对于研究多动症的病因、发病机制及鉴别诊断还是具有一定的意义。

脑诱发电位对诊断多动症有何帮助？

脑诱发电位是人体受外界刺激后在中枢神经系统所记录到的与刺激有关的、诱发的脑电活动，其中早、中成分比较稳定，不易发生变化，但晚成分则易于受到精神状态及外界因素的干扰而变化。当注意力高度集中时，其波幅可能会明显增加，而注意力不集中时，其波幅又可能会显著降低。

一个正常的儿童，其注意力集中和不集中两种状态是有明确区别的，在两种不同注意状态下诱发电位晚成分的波幅也有很大差别。但多动症患儿由于注意力不集中，主动注意下降，被动注意亢进，两种注意状态之间的差异变小，因而在两种不同注意状态下诱发电位晚成分波幅的差异也减小。在外界有干扰时，多动症患儿则易受干扰，波幅不稳定，容易变化。同时，还出现操作失误多，记数正确率低等。这些异常都提示多动症患儿注意力不集中、觉醒度降低、认知功能降低。多动症患儿脑诱发电位的异常，在服用兴奋剂利他林治疗后可以得到明显改善。

近年来，人们常使用一种"事件相关电位"，能够很好地反映受试者的认知功能的变化，由于多动症患儿认知功能差，其"事件相关电位"也有明显的异常。

由此可见，通过观察不同注意状态下脑诱发电位的变化，可以反映多动症患儿的注意力状况，对于多动症的诊断及判断疗效是有一定的价值。

多动症的共病也需要诊断吗？

多动症的表现主要是注意力不集中、多动和冲动等，但实际上单纯的多动症大约只有1/3，大部分的多动症都同时伴有其他疾病，我们称之为共（患）病。这些共病包括对立违抗障碍、品行障碍、学习困难、抽动症、焦虑症、抑郁症、孤独症、心境障碍、特殊运动技能发育障碍和物质滥用等。由于这些共病的存在，使得多动症的症状变得不典型或更加复杂，也加重了多动症的病情，给诊断和治疗都带来了困难，对多动症患儿的学业、职业和社会生活等方面都产生广泛而消极的影响，造成了更严重的后果，预后会更差。

在诊断多动症时，我们一定要仔细询问病史，认真、仔细地检查和评估，并根据需要进行必要的实验室检查，在做出"多动症"诊断和鉴别诊断的同时，还需要对多动症的共病做出诊断。反之也一样，在诊断其他疾病时候，也要想到共患多动症的可能，进行必要的诊断和鉴别诊断。

多动症的诊断需要与哪些疾病相鉴别？

多动症的表现缺乏特异性，诊断也缺乏客观指标，许多其他疾病都可能出现多动症的症状，而多动症又常常共患许多其他疾病，使得多动症的表现更加复杂，有时真假难分、容易混淆。因此在临床上诊断多动症时，一定要注意与其他疾病的鉴别，防止误诊和漏诊。常见的需要应与多动症相鉴别的疾病包括。

①正常儿童：与年龄相适应的多动儿童，正常顽皮的儿童。

②其他精神障碍：精神发育迟滞（智力低下）、抽动障碍、学习困难、语言障碍、孤独症、精神分裂症、适应障碍、行为障碍、焦虑症、抑郁症、强迫症、心境障碍等。

③感觉器官疾病：主要是听力、视力障碍和慢性鼻窦炎等。

④躯体疾病：甲状腺功能亢进、癫痫、小舞蹈病、肝豆状核变性、亚急性脑炎等。

⑤药物不良反应：长期使用抗癫痫药物、激素类等药物的不良反应。

⑥其他疾病：如铅中毒、锌缺乏、缺铁性贫血、过敏性疾病及代谢疾病所致的多动和注意障碍等。

⑦环境和家庭问题：家庭环境不良（父母无职业、家境贫困、疾病、父母酗酒、单亲家庭、家庭成员不良行为等）、无效的教养（父母对小儿期望过高或不切实际，不良的教育方法，不协调或无效的训练等）和不良社会环境所引起的行为异常。

多动症患儿如何与正常顽皮儿童相鉴别？

活泼好动是儿童的天性，尤以男孩比较明显。正常顽皮的儿童（与年龄相适应的多动）常表现有活泼、好动、调皮、贪玩、好奇心强等，也有主动注意力的分散，因而很容易与多动症混淆，需仔细观察其行为特征并进行鉴别。

（1）多动有无目的　正常顽皮儿童的多动，多出于某种动机，欲达到某个目的，因而其行为动作多呈"有始有终"完整系统的活动过程。而多动症患儿的多动行为多无目的性，动作杂乱无章，有始无终，并不停地变换花样，让人不能理解。如在课堂上一会儿用铅笔、小刀在书桌上乱刻乱画，一会儿又玩文具、咬指甲，常做鬼脸逗同学发笑，插话、敲桌子、吹口哨，或离开座位在教室里走动，全然不顾课堂纪律和对周围的干扰。

（2）场合是否选择　正常顽皮儿童的好动在活动内容和场合上具有选择性，他们的多动大多在课间或操场上，而在教室里大多能安静地听课。而多动症患儿的多动在活动内容和场合上没有选择性，不论什么场合、什么活动都不能安静下来，在上课时表现更为明显，即使是看"小人书""动画片"时，也不能专心致志。

（3）行为能否自控　正常顽皮儿童常能自我约束和控制，如上课时多能遵守课堂纪律、安静听课，而多动症患儿则不能控制自己的行为，常被指责为"不识相"。正常顽皮儿童在参加集体活动、做游戏时能依次等候，对有危险性的活动有一定的自我保护意识，不会惹是生非；而多动症患儿则喜欢招惹是非，欺负同学，打架斗殴，参加游戏活动时常抢先插队，喜欢爬高、翻越各种栏杆，不会游泳也会突然下水等，其行为常带有危险性和破坏性，易发生意外事故。

（4）有否其他症状　正常顽皮儿童不伴有情感异常，他们的行为经家长和老师的教育后多能得到有效的控制。而多动症患儿由于不良行为，常遭受老师的批评、同学的讥讽、鄙视和家长的训斥打骂，使得他们的自尊心受到伤害，容易出现退缩、回避、孤独、过度补偿、掩饰和否认等心理异常，这些在正常顽皮儿童一般是不存在的。

多动症患儿如何与智能低下儿童相鉴别？

智能低下又称精神发育迟滞，主要是指患儿的智能水平显著低于同龄儿童，智商常低于70，同时又伴有社会适应能力差。多动症患儿由于行为问题和认知障碍，在知识的接受和理解能力上、在学习方法和学习技能上都显得"笨拙"，常常出现学习困难，学习成绩差，易被误认为智能低下，甚至被送入弱智低能学校去学习。那如何来鉴别多动症和智能低下儿童呢？

（1）从学习成绩上看　多动症患儿的学习成绩变化有两个特点：①随着年龄增长升入高年级，学习成绩逐步下降；②学习成绩不稳定，波动性大。由于多动症患儿大多智能水平并不低，有的天赋还相当高，因此尽管上课注意力不集中，学习成绩不好，但只要家长和老师加强督促帮助，成绩就会提高，可一放松马上又会下降，有的成绩高低相差悬殊，前后判若两人，这种学习成绩的波动性在低年级多动症患儿更为明显。智能低下儿童则由于理解和记忆能力差，学习成绩始终难以提高，总是很差，即使在严格的督促辅导帮助下，成绩提高的幅度也不会太大，甚至无效。

（2）从社会适应能力上看　多动症患儿除了学习困难外，在游戏活动、社交、购物、劳动等方面都并没有太大的困难，甚至还可能是某一方面的能手。而智力低下儿童多伴有社会适应能力的缺陷，他们不愿参加集体活动，不会或不善于与同学交往，动作呆板幼稚，并可有语言和情感障碍，严重者生活也难以自理。

（3）从智能测试结果看　多动症患儿的智商大多正常或偏低，而智力低下儿童的智商大多低于70。如一时不易区分的话，可服用药物治疗后重新检查，以确定是否存在智力低下。

（4）从客观检查上看　多动症患儿的体格检查和辅助检查均无明显的病理改变，而智能低下的儿童可能有程度不同的神经系统体征，头颅X线或CT可能有脑室扩大、脑萎缩等异常改变。

（5）从治疗反应上看　如用药物治疗，多动症患儿症状能明显改善，学习成绩提高。而智力低下的儿童只会变得安静一点，注意力稍微集中，但学习成绩仍难以明显提高。

应注意某些智能低下儿童也同时伴有多动症，需要进行鉴别。

多动症和抽动症是一回事吗？

抽动症又称抽动-秽语综合征或Tourette综合征，它除了抽动的症状外，常有注意力不集中和冲动行为等，导致学习成绩下降。抽动症与多动症发病根源有相同之处，都与心理素质不稳定的因素有关，但多动症和抽动症是两种不同的疾病。抽动症有其独特的临床症状，主要表现为不自主的反复快速的肌肉抽动和发声抽动，并可伴有强迫性动作和思维行为障碍，其临床的特征是。

（1）抽动多样性　抽动症多表现为不自主的一组或多组肌肉突然、短暂、快速、重复的抽动，可为频繁的瞬目、挤眉、吸鼻、撇嘴、伸舌、点头等，随着病情进展，抽动逐渐多样化，可轮替出现耸肩、扭颈、摇头、挺腹、踢腿等，抽动同时或相继出现异常的喉部发声，如清嗓声、咳嗽、亢亢声，格格音、犬吠声或出现秽语。

（2）发作波动性　抽动常在情绪紧张、焦虑、兴奋激动和疾病后明显，家长越是关注，抽动越明显，注意力集中时可自行控制片刻，入睡后抽动消失，抽动可有高峰和缓解期交替出现的现象。

（3）慢性反复性　抽动症通常在3~15岁发病，病程可达数年，部分患者若干年后症状可消失，但在环境、心理等多种因素影响下，症状又可能出现，易波动反复。

（4）治疗有效性　抽动症应用氟哌啶醇、硫必利、阿立哌唑等药物，再配合心理治疗，抽动症状大多能得到有效控制。但如用兴奋剂治疗的话，则可能症状会加重。

根据以上特点抽动症与多动症是不难区别的，但应注意的是抽动症患儿常常共患有多动症，而多动症患儿也常共患抽动症，容易误诊或漏诊。

单纯的多动症如何与单纯的儿童学习困难相鉴别？

儿童学习困难是指有学习机会的学龄儿童，既没有感知和智能的缺陷，也非社会文化教育落后的缘故，而是由于在听、说、读、写、推理计算和社会能力获取利用方面存在缺陷而导致的学习困难。学习困难包括诵读困难、书写计算不能和非语言性困难等，其中以诵读困难较多见，常常读错或用语义相近字代替（语言障碍），或读对而拼写错（直观映象障碍），或读得挺好但不解其意（理解障碍）。儿童学习困难也常同时伴有注意力不集中、情绪不稳定、自我控制能力差等表现，须与多动症相鉴别。

（1）学习困难儿童的症状较固定，无反复波动的倾向，如阅读困难的儿童其症状可持续至成年，以致对择业、社会关系和心理卫生等方面产生消极的影响。一般也不会出现学习成绩大起大落的变化，尤其是由遗传因素引起者，学习困难症状出现早，学习成绩明显落后于同龄儿童。而多动症患儿是由于过度活动、注意力不集中而影响学习效果，经进行心理行为和药物治疗后学习成绩多能明显提高，学习效果的好坏可以相差非常悬殊。

（2）学习困难儿童的学习技能低下与其智能潜力存在明显差距，常出现"成绩与智能分离现象"，即虽然他们的智能水平正常或仅稍低，但学习技能上表现出某一种或广泛的学习障碍，学习成效低下，学习成绩差。而多动症患儿一般不会出现这种现象。

（3）学习困难儿童的多动、冲动任性和行为情绪异常症状较多动症患儿轻或少见。

需要注意的是多动症与学习困难常常可以同时共患，20%~60%的多动症患儿共患学习困难，有近20%的学习困难儿童可能共患并多动症。只要符合诊断标准，两种疾病可以同时诊断。

多动症如何与情绪障碍相鉴别？

近年来，儿童情绪障碍的发病率逐渐上升，如抑郁症、焦虑症及躁狂症等。儿童情绪障碍也常常出现与多动症相似的症状，容易与多动症相混淆，应注意鉴别。

儿童焦虑症主要症状是发作性紧张，莫名恐惧不安和自主神经功能的异常。学龄期儿童常因焦虑不安而拒绝上学，即使勉强到校也很少与老师同学交往，上课注意力不集中，小动作多，学习成绩差。因而容易与多动症相混淆，二者鉴别要点如下。

①焦虑症儿童多有夜眠不安，搓手顿足，唉声叹气，恐慌不安等情绪障碍。

②由于紧张恐惧，焦虑症儿童常伴有交感、副交感神经兴奋症状。这些症状包括呼吸急促、胸闷、心慌、头晕、头昏、头痛、出汗、恶心、呕吐、腹泻、便秘、尿频、失眠、多梦、口干、四肢发冷等症状，而这些症状并非由于器质性疾病所引起。

多动症患儿一般没有上述症状，据此二者不难区别，但20%~30%的多动症患儿共患焦虑症，应予注意。

儿童抑郁症较为少见，是指以情绪抑郁为主要临床特征的疾病，临床上除了有抑郁的表现外，还常常有注意力不集中、学习成绩下降等表现，易于与多动症相混淆。

抑郁症患儿在临床表现上具有较多的隐匿症状、恐怖和行为异常，由于患儿认知水平有限，因此不像成人抑郁症患者那样能体验出如罪恶感、自责等情感体验。抑郁症患儿突出的问题是思维能力下降、自我评价低、记忆力减退、自责、对学习和班级组织的各种活动不感兴趣、易激惹，可以出现自杀念头或行为，常有睡眠障碍，部分患儿有攻击性和破坏性行为。

单纯性抑郁症的症状易与多动症相鉴别，但10%~25%的多动症患儿共患抑郁症，应予注意。

多动症如何与孤独症语言障碍相鉴别？

孤独症语言障碍（孤独症谱系障碍）也是一种心理行为障碍，患病率越来越高。孤独症的儿童常有活动过多，坐立不安，东张西望，注意力不集中及各种刻板古怪的动作，常被误认为是多动症，应注意与多动症鉴别。

①孤独症语言障碍的患病率远比多动症低，一万名儿童中仅2~3名患病，而多动症的患病率可达3%~6%。

②孤独症语言障碍患儿多有社会交往障碍，他们从小与父母无亲近表现，不与周围小朋友往来，缺乏情感交往，喜欢独处，不合群，言语少，更谈不上建立友谊。而多动症患儿在社交方面多无大的障碍，有的还可能是社交能手。

③孤独症语言障碍儿童多有语言发育的迟延和语言交流障碍，他们不会主动与人交谈，语言呆板，不能维持或提出话题，或不顾别人的反应而反复纠缠同一话题，或自言自语、自得其乐，而且常有语言、语调、语速、语言节律及轻重等方面的异常。多动症患儿一般不存在这些异常。

④孤独症语言障碍儿童兴趣狭窄，常有坚持同一格式性的强迫动作和不寻常的依恋行为，如喜欢反复摸光滑的地面，吃饭总要坐固定的位置，或无法克制地去触摸、嗅闻一些物体等，或有刻板离奇动作或反复动作

（嘴鼻抽动，耸肩，咬手指、衣袖等），对外界刺激麻木。多动症患儿不会出现这些异常。

⑤此外可有75%的孤独症语言障碍儿童伴有智能和认知障碍，有的甚至无法进行心理测试，严重者可发展为精神障碍。

⑥如果使用利他林等兴奋剂治疗的话，对孤独症语言障碍则无明显效果，多动症患儿可以有明显改善。

依据上述诸点多动症与孤独症语言障碍不难鉴别，应注意孤独症语言障碍患儿也常常共患多动症。

多动症如何与精神分裂症相鉴别？

儿童精神分裂症是一种以人格改变、思维、情感、行为等变化为主的精神障碍，多在学龄期以后发病，男孩比女孩多。早期症状是性格的变化，一向活泼的小孩变得孤僻，不爱讲话，对学习失去兴趣，注意力不集中，记忆力减退，成绩下降，有些还出现强迫症状，不守纪律、不服管教，做出许多无意义的重复动作。这些症状易被误认为儿童多动症，但儿童精神分裂症和小儿多动症是迥然不同的两种疾病，可从以下几方面进行鉴别。

①情感淡漠或自发性情绪波动是儿童精神分裂症特征性症状，表现为对父母冷漠，对朋友不亲，对既往心爱的玩具变得不感兴趣，对任何事物和活动均漠不关心，精神活动与环境脱离，有无端的恐惧感、情绪紧张、意志消退、生活懒散，严重时生活不能自理。这些症状在多动症患儿是不存在的。

②儿童精神分裂症常有思维障碍，思维情感和行为反应与环境不协调。主要表现为思维贫乏，思维荒谬离奇、逻辑倒错、联想散漫及思维破裂，语言减少、前言不搭后语、话语颠三倒四、不合逻辑等。而多动症患儿大多思维敏捷、语言、情感行为与环境协调一致。

③年长儿童的精神分裂症尚可有妄想症状，即病态的信念或判断推理，即使给他摆事实、讲道理也无法纠正。如认为自己不是父母亲生（非

血统妄想），老师同学都在讥笑自己（关系妄想），有人要谋害自己（迫害妄想），还有夸大、罪恶、疑病妄想等。这些症状在多动症患儿是不会出现的。

④约有1/3以上的精神分裂症患儿有感觉、知觉障碍，如看见鬼怪（幻觉），听见有人在骂自己（幻听），觉得自己头变大了（知觉障碍）等。这些症状在多动症患儿不会出现。

⑤儿童精神分裂症36%~64%有阳性精神病家族史。

详细询问病史，并根据以上特点，多动症与精神分裂症区别并不难，如二者确实难以区分时，需在严密观察下试用中枢兴奋剂，多动症患儿服用后症状会迅速控制和改善，而精神分裂症患儿服用后症状会明显加重。

多动症如何与视觉、听觉障碍引起的多动相鉴别？

各种原因引起的视力障碍（如近视、弱视、视网膜病变等）和听力障碍（中枢性或外周性耳疾如神经性耳聋、中耳炎、耳耵堵塞等导致部分或完全性耳聋），由于学习时受视力、听力下降的影响，不能很好地接受外界的相关刺激，因此患儿容易出现注意力不集中、多动、自控能力差等症状。需与多动症相鉴别。

①由视觉、听觉障碍引起的注意力不集中、多动等症状多开始于患眼疾、耳疾之后，与年龄无关。而多动症患儿的症状多在12岁以前就开始出现，在上学后更加明显。

②视觉、听觉障碍患儿有其本身疾病的表现，如视觉障碍患儿常缺乏立体感和远近感，无法掌握整体与部分关系，无法辨认颜色，常因视觉困难而念错、跳行，或重读、阅读时易疲乏等症状。听觉障碍患儿当别人用普通的声音与之交谈时，常常没有反应或注意力不集中，上课时常常忽略老师或同学的呼唤，有时不能专心听讲，左顾右盼，期待别人提供信息的线索，与人说话时沟通困难，头部常向前倾或转向说话者，努力想听取别人说话的内容。有时对环境的声音或人的说话声没有反应。而多动症患儿

无这些表现。

③视觉、听觉障碍患儿的冲动任性和情绪异常等较少见，一般多动的症状也较多动症患儿轻。

④视觉障碍患儿的常规视力和视觉诱发电位检查常出现明显异常，听觉障碍患儿的听力检测和脑干听觉诱发电位检查常有明显异常，而多动症患儿这两项检查大多正常。

⑤视、听觉障碍在矫正治疗以后，视、听觉改善，他们的注意力不集中、多动等症状一般也能逐渐减轻或消失。

⑥多动症患儿服用中枢兴奋剂后症状有明显改善，而视觉、听觉障碍患儿改善不明显。

多动症如何与癫痫引起的多动相鉴别？

癫痫是一种较为常见的神经系统疾病，患病率约为0.5%，是由于大脑神经元异常，过度放电所引起的一种突发性、一过性、反复发作的脑功能紊乱。癫痫临床上主要表现为发作性的神志不清、全身或局部抽搐或精神障碍等，也常导致行为问题和适应不良，尤其是在长期服用抗癫痫药物后，常出现活动过度，注意力不集中，动作缓慢而不协调、学习障碍，有的尚可出现攻击行为，因而需注意与多动症相鉴别。

癫痫患儿多有抽搐发作史，发作具有突发性、反复性和一致性，每次发作形式均相似，多伴有神智的改变，病史较长，脑电图检查可有各种痫波形出现，服用抗癫痫药物多能控制发作。而多动症患儿无抽搐病史，脑电图无癫痫波。因此，通过详细询问病史、认真的体格检查和相关的实验室检查，多动症与典型癫痫的鉴别并不难。

具有抽搐发作的典型癫痫是较容易与多动症区别的，但临床上还有一种特殊的"癫痫小发作"，发作时没有抽搐，很容易与多动症混淆。这种癫痫小发作常常表现为突然的意识丧失，好像自己突然消失在当时所处的环境中，一下子什么也不知道了，发作持续时间很短，仅几秒钟而已，没有肢体的抽搐，也不会跌倒摔跤。发作时看上去就好像"走神"似的，如果老师当时叫他，他也不会理睬，但因为发作持续时间很短暂，仅仅几秒而已，而且神志很快又恢复清醒了。因此，别人大多以为他思想开小差，注意力不集中。如果发作次数多了，就会影响听课，老师教的东西也不知道，久而久之，学习也就退步了。这种癫痫患者很容易被认为是多动症，需要详细询问病史，并做脑电图等检查，进行鉴别。

不少癫痫患儿是在服用抗癫痫药物之后逐渐出现多动症状的，其中引起患儿行为改变最为常见的是苯巴比妥，长期服用苯巴比妥的患儿，可出现注意力不集中和多动，上课不认真听讲，做小动作，学习成绩下降等。另外，苯妥英钠等还可以引起患儿认知功能的改变，也出现注意力不集中、多动等多动症的表现，应注意鉴别。

多动症如何与儿童铅中毒引起的多动相鉴别？

儿童铅中毒是一个慢性过程，由于长期接触微量铅，影响了儿童的智能行为发育和体格生长，临床症状常不明显且多为非特异性的表现，如注意力不集中，多动，记忆力减退，学习成绩下降等，容易与多动症相混淆。那多动症如何与铅中毒所引起的多动相鉴别呢？

（1）一般病史　铅中毒儿童常常表现为食欲不振，偏食，异嗜，腹痛，便秘，腹泻，或便秘腹泻交替。还常有晕车，头晕，头疼，无力，烦躁不安，无精打采，易瞌睡。患儿常有阅读费力，解应用题、写作文困难，不善于表达和交友，交流困难。抵抗力差，经常生病。而多动症患儿上述症状较少。

（2）铅暴露史　铅中毒患儿常有引起铅暴露的相关环境，如居住或活动场所靠近冶炼厂、蓄电池厂、印刷厂、加油站等铅作业区，或汽车流量较大的公路旁。另外，还应注意患儿是否经常玩含铅玩具，父母是否从事铅作业劳动，住房是否刚刚装修，有无铅中毒的家族史。

（3）体格检查　铅中毒儿童常常有面色、口唇苍白，地图舌，齿龈有铅线，甲床或掌纹苍白，各种感觉下降，反应迟缓，肢体运动不协调，生长发育迟缓，身高体重不增等。而多动症患儿常规体格检查大多是正常的。

（4）血铅检测　这是鉴别铅中毒的一个重要依据，铅中毒儿童常常血铅增高。目前国际上将儿童铅中毒的诊断标准规定为血铅>100μg/L。

（5）治疗效果　对于血铅水平高的儿童，也可采取驱铅进行治疗性诊断，以判断患儿是否需要进行进一步的治疗。

通过仔细的了解病史、体检、实验室检查和实验性治疗，不难区别多动症和铅中毒引起的多动，需要注意的是如果铅中毒的儿童共患多动症的话，可能症状更加明显和复杂。

多动症如何与小舞蹈病相鉴别？

小舞蹈病是一种神经系统感染性疾病，是儿童风湿热的迟发反应，80%发病于儿童，多发生在5~15岁的儿童，女孩多于男孩，临床上也常出现多动等症状，尤其是轻症者或不典型者须与多动症相鉴别。

小舞蹈病多在链球菌感染后2~6个月出现症状，起病较急，以舞蹈样异常运动为特征，表现为四肢、面部肌肉的不自主、无目的性的快速不规则运动，幅度较大，可有肌肉张力减低等体征，可伴耸肩、缩颈、伸舌、歪嘴、挤眉、弄眼等，重者可因肌肉抽动、口舌多动而不能持物，不能解纽扣，语言障碍，影响进食或呈奇异面容等。有些孩子情绪易变，哭笑无常。症状在兴奋或注意力集中时加重，入睡后消失。小舞蹈病的病程一般为1~3个月，多为自限性，可伴有风湿热的其他症状和体征，化验血沉快、抗"O"高。通过抗风湿治疗症状可缓解。

而多动症的多动症状主要为自主的动作，多伴有注意力不集中、情绪异常等症状，体格检查及风湿的相关检查无明显异常，抗风湿治疗无效，未经心理行为和药物治疗，症状难以在1~3个月内自行消失，故二者不难区别。

多动症如何与甲状腺功能亢进症相鉴别？

甲状腺功能亢进简称为甲亢，是指由于内源性甲状腺分泌过多所导致的一种临床证候群，主要与免疫功能紊乱和遗传有关。此病大多数在青春期发病，女性多见。初发时症状不明显，常先呈现情绪不稳定、易激动、兴奋、多动和注意力不集中等行为表现，易与多动症相混淆。通过了解病史、体检及实验室检查不难与多动症相鉴别。

①甲亢患儿除了有行为异常外，还有食欲增加、怕热多汗、易于疲乏和体重下降等症状。而多动症患儿没有这些异常。

②甲亢患儿体检都有不同程度的甲状腺肿大，左右对称，部分患儿有轻度眼球突出。另外还有心悸、心率增快、血压增高、脉压差大、心脏杂音等。而多动症患儿体检无这些异常。

③甲亢患儿血清甲状腺素T3、T4增高，TSH降低，甲状腺吸^{131}I率增加。而多动症患儿这些检查正常。

④多动症患儿服用中枢兴奋剂疗效好，而甲亢患儿服用甲状腺素能缓解症状。

对多动症的认识，还存在哪些常见的误区？

尽管人们对多动症这一名称已比较熟悉了，但到底什么是多动症？多动症是怎么引起的？多动症又有哪些临床特点？许多人就不是很清楚了，对于多动症还存在不少的认识误区，如多动症长大后会自然痊愈、好动就是多动症、看电视一动不动或游戏打得好不会是多动症等，另外还有不少误区。

（1）多动症不是一种病　　随着人们对儿童多动症的深入研究，发现多动症患儿有许多异常，如大脑解剖结构异常、代谢异常、执行功能异常和基因异常等，这些都证实了多动症是有病理基础的，是一种疾病。

（2）好动是孩子的天性，是正常的现象　　儿童是好动的，但如果"动"得太严重，由此产生了行为失控，并已影响到了学习、生活、人际关系和工作等，甚至出现对抗、攻击、反社会，由此走向犯罪道路，那就很难再解释为正常的现象，而应该是一种"病态"。

（3）多动症主要是学习上的"懒惰"和"不要" 多动症患儿大多存在学习困难，这主要是与其注意力不集中、多动、冲动及认知功能差所引起的，而不仅仅是由于"懒惰"和"不要"。由于自控力差，即使他们想要认真学习的话，也很难取得良好的成绩。

（4）孩子"不多动"，一定不是多动症 在多动症患儿中，10%~20%的患儿并没有多动的症状，而以其他的症状出现，这部分患儿称之为"不动的多动症"。另外多动症患儿到了青春期以后，多动的症状会显著减少或逐渐消失。

（5）"学习不好"就是多动症 多动症患儿大多存在不同程度的学习困难，学习成绩差。但一个学生学习成绩的好坏与许多因素有关，尤其是智力因素和教育方法等，多动症只是影响学习成绩的原因之一。因此不能单以学习成绩的好坏来确定是否有多动症。

（6）"管教不严"导致了多动症 多动症的病因有许多，但一般认为是遗传、生物、环境以及心理等综合因素所致，因此不能说单纯教育因素引起了多动症，管教不严只是加重了多动症的表现，并非发病的主要因素。

（7）女孩没有多动症 有人认为，多动症主要是男孩的病，女孩没有多少多动症。近年的研究发现，女孩多动症的发病率远比我们想象的高。因为多动症女孩多动表现并不明显，而主要表现为注意力不集中，多为"不多动的多动症"，往往容易被人忽视。

（8）多动症患儿是"坏孩子" 多动症患儿常会有一些不良行为，不友好、不礼貌，因此有人认为多动症的孩子是坏孩子。其实，多动症患儿的行为常常是不能自我控制的，是一种病态行为，因此我们要理解，给予他们更多的关爱。

治疗篇

- ◆ 多动症有哪些治疗方法?
- ◆ 多动症治疗的目标是什么?
- ◆ 多动症治疗有指南吗?
- ◆ 为什么多动症需要进行综合治疗?
- ◆ 为什么多动症需要长期治疗?
- ◆ ……

多动症有哪些治疗方法？

目前多动症的治疗主要采用药物、心理行为疗法为主的综合治疗，强调家长、老师、医务工作者及全社会的共同参与，相互协调，帮助多动症患儿矫正心理行为异常，提高学习成绩，顺利成长。主要的治疗方法如下。

（1）药物治疗 是多动症治疗的主要方法，具有良好的治疗效果，尤其适用于中重症或有共患病的患儿。治疗的药物包括中枢兴奋剂、选择性去甲肾上腺素再摄取抑制剂、中枢去甲肾上腺素调节药物、抗抑郁药等。药物治疗虽能取得良好的疗效，但也存在一些不足之处，因此要权衡利弊，合理应用。

（2）心理行为治疗 也是多动症治疗的重要方法，尤其是对于轻症的患儿有良好的效果，但对于重症或有共患病的患儿还需配合其他治疗方法。该方法主要是针对多动症的心理缺陷进行心理咨询、治疗和行为的训练。

（3）家长培训 也是多动症治疗中重要的一环。提高家长对多动症的认识，使家长能够积极参与和配合治疗，可以起到很好的效果。

（4）技能训练 包括学校技能、社会技能和躯体技能训练等，对多动症的远期疗效较好。

（5）特殊教育 多动症患儿因行为、学习问题被安排接受1~2年的特殊教育，老师根据多动症患儿的特点，制定合适的教育方案，采用特殊的教育方法，帮助患儿克服学习中的困难，跟上教学进度。

（6）中医治疗 中医学为多动症的治疗又增添了一种途径，主要采用中药、针灸、推拿及药膳等治疗方法。中医治疗常常与其他治疗合并使用，可以取得更好的效果。

多动症治疗的目标是什么？

多动症是一种慢性疾病，需要经过长期、合理的治疗，才能取得良好的效果。那么多动症治疗的目标是什么呢？

（1）近期目标　经过一段时间的治疗，使得多动症的症状明显减轻或缓解，患儿上课能够认真听讲、认真做作业，学习主动性增强，学习效率提高，学习成绩上升，同时情绪稳定，冲动行为、破坏性行为减少，提高生活安全性（如过街或骑自行车等活动），自尊性增强，与同学、老师和家长的关系改善，受到家长、老师和同学的欢迎。

（2）远期目标　经过长期的治疗，取得了良好的治疗效果，多动症患儿的症状明显缓解或消失，学习、生活无困难，学习成绩良好，情绪稳定，无冲动、破坏性行为，生活安全性高，有自信心，与同学、老师和家长的关系良好，使得多动症患儿能够安全度过青春发育期，健康快乐成长，长大后能够成为国家有用人才，提高我国的国民素质。

由于每个多动症患儿的病情并不一样，存在的问题也不一样，因此应根据患儿的具体情况，制定出每个人的"个体化"治疗目标。制定目标时应注意该目标应该是现实、可行的，是可以评价的。一般应先制定一些较简单、容易实现的目标，如注意力集中、多动冲动减少等，然后再制定学习成绩的提高等目标，不可本目倒置。目标是逐步实现的，需要一个治疗过程，不可操之过急。在实现目标的过程中，医生、家长、儿童、老师要共同参与，达成一致，才能收到良好的治疗效果。

多动症治疗有指南吗？

国外早就有了治疗多动症的指南，如美国儿科和精神科都有治疗多动症指南，欧洲也有欧版的治疗多动症指南等。目前我国也已有了中国《儿童注意缺陷-多动障碍防治指南》（简称《指南》），该指南是在卫生部领导的支持下，由中华医学会召集国内儿童精神科、儿童神经科和儿科众多著名专家于2006年完成的。2015年又对该指南进行了修改，更名为《中国注意缺陷-多动障碍防治指南》，该指南提供了系统、全面、专业、规范的多动症诊疗策略，具有学术性、权威性和实用性，是专业人士、教师和家长的重要的参考书。

为什么多动症需要进行综合治疗？

多动症的治疗需要根据患儿的病情和具体需要，合理地选择采用药物治疗、心理行为治疗、父母培训和个体化教育项目等治疗方法结合的综合治疗，对患儿进行全面的干预，从而最大限度地改善患儿的症状及社会功能，治疗需要家长、老师、医生和全社会的共同参与。那为什么多动症需要采用综合治疗？

①目前多动症的治疗方法有多种，但每种治疗方法都有其特点和长处，也都有其不足之处。例如，药物治疗虽然疗效好，但药物维持的时间较短，停药后可能症状又会出现，可能还有些副作用。而心理行为治疗虽然没有不良反应，长期效果好，但治疗见效慢，需要时间长，不容易坚持。如果单纯采用一种治疗方法的话，可能就收不到理想的效果。而采用综合治疗，则可取各种方法之长，补其之短，最大限度地改善患儿的症状和社会功能，取得最佳的治疗效果。

①一种治疗方法可能对一部分多动症患儿有效，但对另一部分患儿可能效果就不好，如药物治疗的效果较好，但仍有10%~20%的患儿药物治疗的效果不理想。另外，每个患儿对各种治疗方法的反应也不完全一样，可能对这种方法敏感，对另外一种方法就不敏感了。如果采用综合治疗的话，就可以减少这种由于不敏感引起的疗效不佳，提高治疗的效果。

③多动症的症状是长期存在的，症状也经常会有变化。患儿在生活的不同阶段有不同的治疗目标，因此也需要不同的治疗形式和治疗方法，需要短期和长期治疗效果的结合，才能取得满意的效果。

④家长对治疗的要求和期望也并不一样，一方面希望治疗能立竿见影，同时又希望治疗效果具有长期性，不良反应又少，采用综合治疗也可以满足不同家长的需要。

近年来国外学者完成了一项大型的研究，他们比较了几种治疗方法，包括综合治疗（药物治疗和行为治疗）、药物治疗、行为治疗及其他方法治疗多动症的结果，发现综合治疗的效果最好，为综合治疗多动症提供了更多的科学依据。

为什么多动症需要长期治疗？

有人认为多动症只是一种儿童期的疾病，是自限性的，到了青春期后自然就会痊愈的。因此认为，多动症只需要短期治疗就可以了，根本不需要长期治疗。

近年来发现多动症的预后并不乐观。多动症患儿长大后虽然多动表现可能会减轻甚至消失，但其他的症状并不一定有明显的改善，大部分患者的症状可持续多年，有近1/3的患者可能终身存在。多动症患儿年龄小的时候多动表现明显，随着年龄的增长，则注意力不集中更明显。到了青少年期，会出现学习问题、自卑，还可能出现法律问题。到了大学和成年阶段，会出现缺乏组织计划性、做事不专心等，使得学业失败、工作困难、自卑、物质滥用和发生事故多等。由此可见，多动症的症状是始终存在的，只是年龄不同其表现也不一样。最近，国外研究发现，多动症患儿大脑的异常结构轨迹也是长期存在的，并不随着年龄的增长或药物治疗而发生改变，因此目前认为多动症应是一种终身疾病。

由于多动症的病理变化和症状长期存在，对多动症患儿的各种影响也是长期存在的，而目前的各种治疗方法并不能根治疾病，如果治疗时间短的话，就不可能有长期、确切的治疗效果。因此目前国内外学者一致认为，多动症需要长期治疗，往往需要数年甚至更长的治疗时间，才能取得满意的治疗效果。

为什么多动症需要药物治疗？

当自己的孩子被诊断为多动症后，家长常常迫切地想知道"我的孩子该怎么治疗？是否需要药物治疗？"。多动症的药物治疗也是人们争议最多的问题，有不少人认为，好动是儿童的天性，只要加强教育就可以了，根本就不需要药物治疗！

那多动症患儿是否需要药物治疗呢？这首先要看多动症是否是一种疾病。尽管多动症的病因并不完全清楚，但现在一般认为多动症并不是正常的现象，而是由多种原因引起的一种疾病，有其病理生理的改变，是身体内部"出了毛病"，而且这种异常并不能通过教育等方法来改变。既然多动症是一种疾病，而药物能够改变这种异常，因此服药后能缓解症状，提高功能，也便于家长和老师的管理。有的家长总相信非药物治疗的效果，一直等到孩子的病情很重，实在不能容忍了才开始考虑药物治疗，此时对孩子的影响已很严重，药物治疗的效果也大打折扣。有的家长认为药物治疗是"束缚"孩子的行为，对孩子是有害的，所以害怕、拒绝服药，其实药物治疗不是控制孩子的行为，而是让孩子自己有能力来控制自己的行为。不过药物治疗并不能治愈疾病，有人形容服药就好像是近视眼需要戴眼镜一样，目的是为了提高视力，但并不能改变近视。

当然药物治疗也不能一概而论，如学龄儿童上课由于注意力不集中、多动、冲动等，出现了学习困难、学习成绩差，还干扰其他同学、影响自己的生活，就需要给予药物治疗，只有这样才能防止病情的进一步发展，有利于孩子的健康成长。但对婴幼儿及学龄前期的多动儿童，虽然他们也有活动过多，注意力不集中，不能安静地听老师讲课，甚至有时还影响课堂秩序等症状。但这些孩子的多动表现，只要还没有影响到他们的正常生活，应采用非药物治疗，由家长和幼儿教师作适当的引导、教育和纠正，使他们养成良好的学习和生活习惯。

有哪些治疗多动症的药物？

药物治疗是多动症治疗的重要手段之一，可用于治疗多动症治疗的药物较多，主要的药物有以下几大类。

1.主要推荐药物（根据《中国注意缺陷–多动障碍防治指南》的推荐）

（1）中枢兴奋剂　简称兴奋剂，主要指哌甲酯类，包括利他林（短效制剂）和专注达（长效制剂），是目前治疗多动症中最常用的药物。

（2）选择性去甲肾上腺素再摄取抑制剂　托莫西汀（择思达）。

2.其他推荐药物

（1）中枢去甲肾上腺素调节药物　主要是可乐定，这原是一种抗高血压药物，近年来发现该药对治疗多动症也有良好的效果，尤其是对多动症共患抽动症患儿的效果好。

（2）抗抑郁药物　包括三环类（TCAs）：如丙米嗪、去甲丙米嗪等；杂环类：安非他酮；选择性5-羟色胺再摄取抑制剂：舍曲林、氟伏沙明、氟西汀等。这类药物治疗多动症有一定的效果，但三环类药物不良反应较大，限制了在儿童的应用，多作为其他药物的替补使用。

3.其他治疗药物

中医学也积累了不少治疗小儿多动症的经验，有不少的方药和成药，但尚缺乏大样本的对照研究结果。近年来国外又报道一些新的药物对多动症也有一定效果，如胍法辛、吗氯贝胺及安非他酮等，但这些药物治疗多动症的经验尚少，有待进一步研究。

利他林有何特点，如何使用？

利他林于1955年开始应用于临床，目前是最为常用的一种兴奋剂。

利他林为一种白色结晶粉末，每片10mg，无臭，易溶于水。对大脑和延髓上部有兴奋作用。口服后吸收迅速，20分钟内吸收，1.9小时内血浓度达到高峰，6小时后排出一半，70%以上在24小时内代谢降解或排出体外，不积蓄，不成瘾。

利他林服药要从小剂量开始，每天1~2次，每次5mg（半片），通常早上7：00和中午服药，如效果不佳，每周逐渐增加5~10mg，直至取得满意效果为止。通常剂量在0.3~0.7mg/kg之间，分2~3次服用，最后一次给药不要晚于入睡前4小时，一般最大剂量不超过每日60mg。对于18岁以上的青少年和成人，最初的日剂量为5mg，每天2~3次，通常饭前服，根据临床反应调整剂量，平均量是20~30mg/天，范围10~60mg/天。

利他林的剂量通常与体重没有太大的相关性，剂量-效应之间存在着明显的个体差异，临床医生应从低剂量开始，然后逐渐增加和调整剂量。患儿服用的第一个剂量可能并不是改善功能的最适剂量，应根据病情调整剂量以获取更好的反应。

由于每个患儿的病情并不相同，对药物的反应也不一样，因此每个患儿之间的用药方法和剂量也不是千篇一律。

专注达治疗多动症有何特点？

我们都知道，利他林是一种很好的治疗多动症药物，但由于利他林作用维持的时间较短，只有3~4小时，因此要维持一天的疗效，就必须每天服药2~3次以上。很显然这样服药方法有很大的弊病，药物的波动性大，患儿和家长感到不方便，很容易忘记服药，影响治疗效果，同时多次服药也给患儿带来了心理上的负担。

专注达是盐酸哌甲酯的控释片，很好地解决了利他林维持时间短的问题。专注达采用ALZA公司先进的OROS渗透泵控释技术，使得药物能按照控制的速率在胃肠道内缓慢释放。药物从表面看是一个常规的药片，实际上是由一个三层的渗透片心外包半透膜和速释药物衣层构成，药片底部药物层处有一精确的激光钻孔，其中半透膜控制水渗入片心的速度。结果使得药物能够可控制地逐渐释放，从而保证了药物浓度的稳定。专注达服药后1~2小时迅速达到初期最大血药浓度，之后哌甲酯释放曲线逐渐上升，在6~8小时后达到整个给药过程的最大血药浓度，这种给药模式可以保持12小时的疗效。

专注达也是一种中枢兴奋剂，是治疗多动症的首选药物。专注达还具有利他林所不具备的特点——维持时间长，专注达每天只要服药一次即可，弥补了利他林作用时间短的缺点。另外，由于其特殊的药物装置，使得专注达迅速起效，并能够保证药物作用的稳定性和持续性，因此治疗效果比利他林更好。除此之外，专注达还改变了由于在校或放学后服药而给儿童或青少年带来的尴尬和相关问题，受到了患儿和家长的欢迎，超过90%的父母对专注达治疗高度满意，专注达也越来越成为最常用的一种兴奋剂。

目前国内专注达有3种剂量：18mg、36mg和54mg。治疗多动症开始每天早晨服药18mg，中午和晚上不需要服药，然后根据治疗效果进行调整，最大推荐剂量为54mg。一般不用预先使用利他林标准剂量或在标准剂量上调整剂量。注意服药时要整粒吞服，不要咀嚼、掰开或压碎，才能保证药物的完整性。一般6岁以下要慎用。

兴奋剂治疗多动症的效果怎样？

国内外学者经过多年来的临床观察，发现中枢兴奋剂治疗多动症的效果是肯定的，70%~90%以上的患儿服药后能取得良好的疗效，中枢兴奋剂是儿童时期最常用的精神疾病处方药。

服用兴奋剂后，多动症患儿变得注意力集中，多动减少，冲动任性表现减轻，人际关系（与同伴的关系、与父母的关系）改善，学习成绩也逐渐提高。有不少多动症患儿药物治疗后症状发生了明显变化，服药前后判若两人，好像是"换了一个人"的感觉。

有人统计，目前利他林是治疗多动症最常用的药物，1977年，仅美国就有超过50万的儿童使用利他林治疗，到了1987年，保守估计，美国有75万名青少年使用药物治疗，利他林的用量一直是兴奋剂处方量的80%以上。专注达小儿治疗多动症的疗效与每日服用3次利他林相当，效果更持久、更稳定，且使用方便，减轻患儿和家长的负担，有替代传统短效哌甲酯的趋势。

但也并非所有多动症患儿服药后效果都很好，10%~20%的患儿服药后疗效并不理想，极少数患儿服药后症状不但没有改善，甚至还有可能会加重，对这部分患儿应认真分析原因，加强心理行为治疗，必要时应更换药物。

值得提醒的是，即使兴奋剂治疗效果很好，也并不能解决多动症的所有问题，就好像近视眼需要戴眼镜一样，只能提高视力，但并不能解决近视的问题。因此，多动症患儿在服药的同时，还应注意加强心理和行为治疗和其他综合措施。

服用兴奋剂后，孩子会不会更加兴奋？

许多人都很纳闷：多动症的孩子已经够兴奋了，如果再用兴奋剂，那还了得，还不会引起更加兴奋？其实这是多虑的，多动症患儿服用兴奋剂后不会使多动症的孩子更兴奋。

由于大多数多动症患儿的大脑功能不够成熟，大脑皮层对皮层下中枢的抑制作用减弱，因此会出现皮层下中枢过度兴奋的表现，如注意力不集中、多动及冲动等。而兴奋剂正是作用于大脑，使大脑皮层能有力地控制皮层下中枢过度兴奋所表现出来的这些不恰当行为，兴奋剂是在"兴奋了大脑"后，让大脑来"管理自己"，因此服药后注意力增强、小动作减少、自控力提高，人变得"安静"了。

只要兴奋剂的剂量适中，一般不会发生过分兴奋或过分抑制的现象。但也有极少数患儿过量服用了兴奋剂，出现异常兴奋、通宵不眠的现象时，只要减少兴奋剂的用量或停用兴奋剂，这种兴奋状态马上就会消失。

利他林是一种"聪明药"吗？

有些家长说，自己的孩子服用利他林之后，学习成绩上升很快，因此认为利他林是一种"聪明药"！还有不少的家长到处打听，要求医生给他们孩子服所谓的"聪明药"。利他林真是一种"聪明药"吗？其实这种讲法是不对的。

多动症患儿大多智力正常，但由于注意力不集中、多动冲动及认知功能障碍的影响，逐渐出现学习困难，学习成绩差。而服用利他林等兴奋剂之后，注意力集中，情绪稳定，冲动改善，学习主动性增加，学习认真了，因此他的学习成绩也上去了，从而给人一种服药后"变聪明"的错觉。其实，这原本是患儿经过努力达到的效果，并非是服用兴奋剂后变"聪明"的缘故，药物并没有教给他们技能，只是使他们学习更容易，这与聪明药是毫无关系的。如果不是多动症的孩子为了提高学习成绩而服用利他林，学习成绩也不一定会提高，起不到聪明药的效果，而且还有可能出现各种不良反应，反而影响身体和学习。

智力差的多动症患儿能否服用兴奋剂？

兴奋剂治疗多动症的效果肯定，70%~90%的多动症患儿服药后都可能出现明显的疗效。那么兴奋剂对于智力低下的多动症患儿是否也有效呢？

据国外报道，对于轻度智力低下的多动症患儿，应用兴奋剂治疗也有一定的效果，患儿服药后，在认知能力、反应速度、学习成绩等方面都可有不同程度的提高。这主要是服药后患儿注意力改善、多动减少及冲动减轻等作用的结果，但这种症状改善的程度远没有智力正常的多动症患儿那么明显。不过，对于中重度智能低下共患多动症的患儿，兴奋剂的治疗效果并不明显，服药后症状可能有所改善，但学习成绩很难有明显的提高。

我们在临床上对于轻度智能低下的多动症患儿也常给予兴奋剂治疗，同样也收到了一定的疗效。但是智力的培养主要靠勤奋学习和训练，兴奋剂并不是一种"聪明药"，只能起辅助作用，因此，不能过高估计兴奋剂的作用。

为什么不能考试当天临时服药？

有不少家长也知道兴奋剂对多动症有良好的治疗作用，但又害怕药物的不良反应，因此平时不敢让孩子服药，只在考试的当天给孩子服药，希望孩子能考出个好成绩来。可结果往往考试成绩并不理想，甚至还会"考砸了"，这是什么原因呢？

学生考试就是将平时所学到的知识和本领在考试的时候反映出来，多动症的孩子上课注意力不集中，不认真听讲，作业不认真，又不好好复习，知识没有掌握，即使考试当天服药也无济于事，考试成绩当然也不会理想。对需要服药的多动症患儿，我们主张长期服药，改善他的症状，这样有利于学习和知识的掌握，考试时也能正常发挥，考出好成绩来。

有些患儿刚开始服用兴奋剂时，可能会出现身体不适、头昏、腹痛等不良反应，持续用药一段时间后会逐渐适应而消失。如果平时没有服药，只是在考试当天临时服药，一旦出现了药物不良反应症状，就会影响考试的正常发挥。另外，还有些孩子由于对兴奋剂认识不足，如果考试当天临时服药，还可能会出现紧张、焦虑等异常情况，更会影响正常的发挥，反而适得其反。

因此，为了考个好成绩，只在考试当天临时服药的方法是不可取的。

兴奋剂有哪些常见的不良反应，如何减少药物的副作用？

中枢兴奋剂治疗多动症的效果是肯定的，大多数患儿服药后并无明显的反应，但部分儿童也可能产生某些不良反应，应引起注意。

兴奋剂的不良反应主要为消化道症状，如食欲不佳、恶心、呕吐、腹痛等，其他还有头昏、头痛、口干、口周苍白、心悸、心率加快、血压增高、失眠、体重下降、易激惹等，偶有报道引起视力模糊、思维改变、诱发癫痫和抽动等。这些不良反应多为一过性，服药1~2周后，大多数患儿都能渐渐适应，不良反应也会逐渐减轻或消失，不会造成严重的后果，一般也不需要特殊处理。但也有少数患儿不良反应可持续存在或反应较重，极少数患儿甚至不得不停药。

多动症患儿服用兴奋剂后发生不良反应可能与用药方法、用药剂量不当及患儿机体过度敏感反应等因素有关。为减少或避免药物的不良反应，应注意以下几点。

（1）用药要在专科医生的诊断和指导下进行，切不可未经医生检查、诊断而擅自用药。用药前要对患儿的身体情况进行评价，尤其是消化道和心血管功能的评价。如有严重的消化道、心脏疾患、肝肾疾患、精神疾病、抽动症和癫痫等疾病，应慎用药物。

（2）用药应从小剂量开始，使人体对药物有一个适应的过程，以后再根据疗效逐渐增加剂量，直至取得最佳疗效。

（3）药物的剂量与疗效并不完全成正比，因此不要单纯为了追求疗效而无限制地加大药物剂量，这样并不能得到理想的效果，反而药物的不良反应却增加了。

（4）对有消化道反应的患儿，可在餐后或餐中服药，避免空腹服药，以减少药物对胃肠道的刺激。还应注意增加饮食的花色品种，提高患儿的食欲。

（5）服药期间应密切观察药物的不良反应，如患儿出现了明显的不良反应，应减少药量或停止用药，并及时去医院诊治。

服用兴奋剂会使孩子头脑变笨吗？

多动症家长另一个最为关心的问题是："听说兴奋剂是精神类药物，许多孩子服药后人都变得不动了，人变笨了，脑子变坏了，这是真的吗？"。

我们知道，只要掌握正确的剂量和服用方法，大多数多动症患儿服用兴奋剂后，注意力能够集中，多动减少，冲动改善，变得安静了，学习成绩也会有所上升，因此不少家长和老师常常认为这是一种"聪明药"！

如果将孩子服药后多动减少、变得安静，认为是变"笨"或"发呆"了，显然是错误的，此时仔细观察就会发现，孩子服药后注意力集中、思维敏捷，更加认真了，显得更"聪明"了。不过，我们也确实见到有的家长为了片面地追求服药效果，使用的剂量过大，或剂量增加的速度过快，结果有些患儿反而出现神情木然的现象，但这并不是药物的副作用所引起的，孩子也没有变"笨"。此时只要减少药物的用量，或减慢药物剂量增加的速度，这种现象就不会出现，药物也不会影响大脑的正常功能。

兴奋剂虽然是一种精神类药物，但与其他大多数的精神类药物并不一样，服药后不会出现发呆、运动迟缓的情况。多动症患儿的服药要在医生的指导下进行，只要服药方法正确，剂量适当，是不会出现使人头脑"变笨"这种副作用的。根据我们30多年的用药经验，迄今为止，尚未发现有因服用兴奋剂引起头脑"变笨"或智力减退的病例，也未曾见到国内外有相关的病例报告。

兴奋剂会影响儿童的生长发育和身高吗？

学龄期儿童正处于长知识、长身体的时期，"孩子服药后会不会影响生长发育，长不高了？"这也是许多多动症家长提出最多、最为担心的一个问题。

其实关于这个问题早就有了结论，在20世纪70年代美国召开的一次学术讨论会上明确指出，兴奋剂治疗儿童多动症的效果好，且对儿童的最终身高并无明显影响。我们在20多年的实践中，并没有发现兴奋剂有影响患儿生长发育和身高的不良反应。不过在临床用药中，在注意药物疗效的同时，还是应该密切注意和防治药物的各种不良反应。

服用兴奋剂会成瘾吗？

多动症是一种慢性疾病，需要长期服药，因此不少人会问"利他林是中枢兴奋剂，长期服用会不会成瘾？"

其实这也是一种多余的担心。所谓"药物成瘾"是指长期服用某种药物后，会产生诸如欣快感、愉悦状态、情绪高涨等异常感觉，以至于逐渐形成了对该药的强烈依赖，不能自拔，明知服药可能会产生可怕的后果，却仍然强迫性地去寻求药物并继续服药。如果停药的话，就会产生撤药病情反复现象，病情会明显加重。如长期服用吗啡、大麻、可卡因以及某些镇静药、抗焦虑药等，就会出现药物成瘾。

多动症患儿服用利他林是一种对症治疗，服药后使得注意力集中、多动减轻、冲动改善，但绝不会产生欣快感及情绪高涨等异常感觉。如果停药后，症状可能会重新出现，但症状不会因停药而加重。

虽然从理论上讲，服用兴奋剂有成瘾的风险，但事实上这种风险极小。目前国内外学者一致认为，多动症患儿长期服用兴奋剂，一般情况下是不会成瘾的。

托莫西汀（择思达）治疗多动症有何特点？

择思达是盐酸托莫西汀的商品名，是一种选择性去甲肾上腺素再摄取抑制剂，是美国 FDA（美国国家药品和食品管理局）批准的第一个用于治疗多动症的非兴奋剂类药物。

择思达治疗多动症具有独特的作用机制，它能增加前额叶皮质的多巴胺和去甲肾上腺素水平，而同时并不增加伏隔核和纹状体的多巴胺水平；因此，择思达在有效控制多动症症状的同时，没有潜在的药物成瘾性，也不会加重或诱发抽动。

与其他传统药物相比，择思达具有如下的临床特点。

（1）药物疗效好　择思达治疗多动症效果好，不仅可以改善多动症的核心症状（注意缺陷、冲动、多动），而且可以稳定情绪，改善伙伴及家庭交往，提高患儿的自信和自尊。据国外报道，经数百万例多动症患者的临床应用，有效率达到了70%~80%以上。

（2）维持时间长　择思达每天服药一次，作用时间就可以维持24小时，全天都能持续缓解多动症的症状，充分改善患儿晨间、白天和晚间的行为。因此，择思达可以全天候地呵护患儿，不会产生症状的起伏。

（3）起效平又缓　择思达起效较平缓，经过2~6周的适应期后逐渐起效。因此，只要患者服足剂量并且维持至少4周时间以上，就能获得接近最大程度的临床治疗效果。实践证明，治疗时间越长，疗效越好。

（4）不良反应少　择思达具有良好的安全性和耐受性，不良反应较轻，且多为暂时反应。较常见的不良反应是胃肠道症状和嗜睡，国外持续近5年研究显示，对体重和身高等生长发育无影响，不会产生欣快感和成瘾性。

（5）使用很方便　择思达是非兴奋剂，为非精神管制类药物，无须特殊红处方，方便医生处方。每天一次服药，也方便了患儿和家长。

（6）共病无禁忌　择思达不影响纹状体的多巴胺水平，故不会诱发或加重抽动，因此特别适用于多动症共患抽动症的治疗。另外，择思达还能用于多动症共患对立违抗、情绪障碍和癫痫等疾病的患儿，具有良好的效果。

（7）可长期维持　目前认为多动症是一种"终身"疾病，应长期治疗。对于大多数患者来说，规律的长期服用择思达可获得明显疗效。2008年5月美国FDA推荐择思达可作为"长期维持治疗"多动症的药物，也是唯一一个获得该适应证的治疗多动症药物。

（8）成人也有效　择思达不仅是治疗小儿多动症的主要药物，对成人多动症也有良好的效果，尤其适用于治疗多动症共患其他疾病的成人患者。

择思达应如何服用，有哪些常见的不良反应？

择思达为胶囊剂，目前国内有18mg、25mg和40mg，三种剂量。

对于小于70kg的儿童及青少年，择思达每日起始剂量为每天0.5mg/kg，至少服用3天后逐渐增加至目标剂量，约为1.2mg/kg，最大剂量不超过1.4mg/kg或100mg。对于体重大于70kg的儿童、青少年和成人，每日初始剂量为40mg，服用至少3天后增加至目标剂量，每日80mg，再继续服用2~4周，如仍未达到最佳疗效，每日总剂量最大可增加到100mg。每日服药量可早晨单次服用或早晨和傍晚平均分为2次服用。由于食物对托莫西汀吸收的影响非常小，因此没有必要一定要空腹服用，可以单独服用也可以与食物一起服用。

择思达的耐受性非常好，不良反应很少，如在治疗过程中，起始剂量从小剂量开始，且逐渐、缓慢滴定药物剂量，不良反应的发生率将非常低。不良反应多发生在用药的前2周，少数可持续1个月，如果继续用药，不良反应的发生率会随之下降。

择思达最常见的不良反应主要为胃肠道症状（如恶心、呕吐和食欲减少）和嗜睡，如和食物一起服用可避免出现胃肠道症状，也还可将一天的药物剂量分两次服用以减少胃肠道反应；如果出现嗜睡，可将择思达改为晚餐后服用。另外，还有可能出现疲劳、眩晕、情绪波动等，多为一过性，无须特殊处理。

有研究发现，服用择思达的试验组心率增加6次/分钟，血压平均增加2mmHg，对于绝大多数患者而言，这种变化无临床意义。

但择思达不可用于青光眼患者，也不能与单胺氧化酶抑制剂类药物合用，禁用于对托莫西汀及其成分过敏者。对于存在先天性或获得性心电图QT间期延长症状或有QT间期延长家族史的患者，应慎用。出现进行性黄疸或实验室检查提示肝损害的患者必须停用。

择思达一般用于6岁以上的儿童青少年和成人多动症。

可乐定治疗多动症有何特点？

可乐定又称为可乐宁，是一种 α_2-去甲肾上腺素能受体激动剂，既往多用于治疗高血压患者。近年来人们发现此药也可用来治疗许多心理行为疾病，可作为治疗多动症的二线药物。

可乐定治疗多动症的机理并不清楚，可能是激活了抑制性突触前受体，阻滞了神经递质进入大脑，同时又使得去甲肾上腺素排泄减少，结果提高了神经递质的浓度，起到了治疗的效果。

临床观察发现，服用可乐定后，多动症患儿的注意时间明显延长，多动、冲动、任性等症状明显改善，降低过高的警觉度，提高对挫折的耐受性和任务的指向性，但注意力提高的程度和记忆力增强作用不如利他林明显。临床上可乐定主要适用于过度兴奋、冲动、烦躁、攻击性行为、忧虑和情绪障碍的多动症患儿，尤其是对多动症共患抽动症的患儿效果更加明显。有学者报道，如果可乐定与兴奋剂或抗抑郁剂合用，可以增加疗效，减少剂量和不良反应。

目前国内可乐定主要有两种剂型，即片剂和贴剂，片剂剂量为75μg/片，贴片的剂量为0.1mg、0.2mg/片。可乐定片剂治疗多动症一般开始量为0.05mg/天，每日晚上一次给药；一周后每日早上加服一次0.05mg，上学前服；以后每周酌情增加0.05~0.1mg，逐渐增加剂量至每天3~6μg/kg，一般最大剂量不超过0.3~0.4mg/天。如果可乐定的镇静作用比较明显，可把一日的总量分为3~4次服用。采用贴片治疗一般贴在两侧耳后，每隔6天换贴一次。贴片前局部皮肤须清洗干净，如贴药后出现皮肤过敏，可改换贴药部位。

可乐定的不良反应较少，其主要的不良反应如下。

（1）消化道反应　胃痛、恶心、呕吐等，多为一过性。

（2）镇静作用　患儿常出现嗜睡、疲倦，一般2~3周后镇静作用会逐渐消失。

（3）心血管系统反应　大多较轻，如心搏出量轻度减少、低血压、心律不齐等。如突然停药可出现反跳性高血压。

（4）其他　如口干、便秘、头痛、头昏等，偶有抑郁表现。

临床上使用可乐定前应进行血压和心电图检查，注意有无心律失常等情况。服药期间不能突然停药，周末仍需服药。应定期检测血压，2个月后检查血常规、肝功能和心电图。停药要缓慢，需用2~4天的时间来缓慢撤除可乐定，以免出现撤药反应。对于对可乐定过敏、有低血压和心脏病史及相关家族史者应禁用。

抗抑郁剂治疗多动症有何特点？

抗抑郁药主要指三环类抗抑郁剂，包括丙米嗪、去甲丙米嗪、氯米帕明、阿米替林等，近年来生产的氟西汀、帕罗西汀和舍曲林等是5-羟色胺再摄取抑制剂，属于新一代的抗抑郁药。

三环类抗忧郁剂能增强神经递质中去甲肾上腺素和多巴胺的功能，临床上主要应用于抗忧郁症状和强迫症状等。但对于临床上服用兴奋剂等药物治疗效果不佳，或服用兴奋剂有禁忌者，尤其是伴有明显情绪障碍的多动症患儿，如果用三环类抗抑郁药治疗，60%~70%的患儿也有一定的疗效，可作为多动症治疗的二线药物。三环类抗抑郁药治疗多动症起效慢，常常需要3~4周才能取得最佳效果。

丙米嗪和去甲丙米嗪是应用最多的抗抑郁剂，丙米嗪治疗多动症应从低剂量开始，25mg/天或每天0.5mg/kg，分2~3次口服，缓慢逐渐加量，每周加量1~2次，每次25mg，一般剂量为75mg/天。使用期间应密切观察药物的作用和不良反应、检测血药浓度、定期检查心电图，如发现异常应及时停药。

三环类抗抑郁剂的不良反应相对较大，常见的不良反应包括口干、视力模糊、直立性低血压、头昏、嗜睡、心悸、呕吐、便秘等，对心血管方面的不良反应较明显，常常出现心动过速、心律失常、心电图变化等，由于这些不良反应限制了此类药物在儿童的使用。近来有报道3例儿童应用此类药物后突然发生无法解释的死亡，故建议12岁以下儿童不用此药，另外，癫痫、青光眼及甲状腺功能亢进患者忌用。该类药物在国外使用较为广泛，但在国内使用还比较少，还缺乏长期使用和安全性的报道。

近年来，也有不少新一代抗抑郁药治疗多动症的临床报道，以氟西汀为多，10mg/天，每日晨服1次。用药后症状改善，情绪稳定，取得了较好的效果。与三环类抗抑郁药相比，新一代抗抑郁药疗效增加，不良反应明显减少，安全性增加，且使用方便，每天服药一次，具有很大的应用前景。但由于该类药物使用的时间尚短，病例还少，需进一步的临床观察。

是否可以用镇静剂来治疗多动症？

有人会说，患多动症的孩子整天东奔西跑，忙忙碌碌，精力旺盛，用镇静剂来"安定"一下，治疗效果一定很好，其实不然。

尽管目前有关多动症的发病机制尚不清楚，但一般认为，多动症患儿主要是由于中枢神经系统神经递质含量较低，使得中枢神经信息传递的功能受到影响，因此临床上出现了神经控制力下降的表现。临床上用兴奋剂治疗多动症的机制就是通过不同的途径，使得神经递质的含量增加，因此服药后患儿的症状改善。

而镇静剂并不能增加患儿神经递质的数量，不能加速信息传递，因此临床上服用镇静剂后症状并不能改善，有时甚至加重。但极少数多动症患儿处于极度兴奋状态，过度觉醒，而服用兴奋剂后症状非但不改善，反而可能加重，兴奋不已，通宵不眠。此时，应停用兴奋剂，酌情使用镇静剂，可能暂时收到一定的效果。不过由于镇静剂有一定的不良反应，因此镇静剂的使用一定要在医生的指导下使用。

为什么多动症的药物治疗需要个体化？

所谓药物的个体化治疗，就是指针对某一患者的具体情况，所采用的药物剂量能够产生最佳的疗效和最小的不良反应，这是一种特别适用于该患者的最佳剂量。多动症的药物治疗也需要个体化治疗，主要是考虑以下几个因素。

（1）病因各异　多动症的病因复杂，可能与许多因素都有关，除了遗传和生物因素以外，还有心理、社会及环境因素，而药物治疗对不同原因的治疗效果不完全一样，需要"个体化"。

（2）症状各异　每个多动症患儿的病情都不完全相同，有的是以注意力不集中为主要表现，有的是以多动、冲动为主要表现，还有许多共病的症状。研究发现，针对多动症不同的症状，所用的药物和药物剂量也是不一样的。如改善多动的剂量就可能要比改善冲动的剂量小，有共患疾病时，所用药物的剂量就需要增加。

（3）个体差异　每个人对药物的反应都是不一样的，有的效果很好，有的效果就不好，甚至还有可能加重。有的患儿需要很小的剂量就有明显的效果，而有的患儿则需要很大的剂量才能达到效果。有的人对这种药有效，而对另一种药的效果就差。有时如果一种药物效果不好时，换一种可能就有明显的效果。

（4）药物特性　兴奋剂与其他药物不一样，即药物剂量与患儿的年龄、体重并无明显的关系，有的患儿年龄小、体重很轻，但用药量并不小，而有的患儿年龄较大、体重较重，用药剂量却并不大。

（5）要求不一　每位家长对服药的要求和期望也不一样，有的家长认为孩子的注意力是最主要的问题，希望药物能改善孩子的注意力即可；有的家长则认为孩子多动是最烦人的，只要多动症状能减轻就可以了，应区别对待。

（6）认识差异　有的家长相信药物的疗效，同意服药治疗；而有的家长虽然相信药物的疗效，但惧怕药物的副作用，要求用药的剂量偏小；也有的家长认识不够，拒绝药物治疗。由于认识的差异，也使得药物的依从性不同，直接影响了药物的效果。

因此，我们在使用药物治疗时，首先要设定治疗的具体目标，从小剂量开始用药，逐渐加量，个体化治疗，以取得最佳的效果。

为什么多动症需要连续治疗？

既往多动症的治疗，由于只注意患儿的学习问题，又顾忌药物的不良反应，常常采用间断治疗的方法，即周一至周五服药，周末停药，节假日也停药，即所谓的"假日疗法"，其实这种服药方法是不科学的。

其实，多动症的症状始终都存在，影响也包括各个方面，并非只是学习问题，而且还包括其他行为问题、情绪问题等，还有各种功能问题。他们在学校时可能难以保持专注，多动、冲动、影响学习，但他们在课堂之外玩耍、购物、聚会、人际交流时同样也会出现类似的问题。如果采用间断治疗的方法，可能患儿在学习时症状能有所改善，但其他时间或其他方面的问题并不能改善，而实际上儿童行为、情绪和各种功能问题，可能是一个比学习成绩更为重要的问题。有人比喻，药物的连续治疗也好像戴眼镜，如果一个人需要戴眼镜，应该是每天都戴，整天都戴，因为眼镜所提供的帮助实际上是他们在做每一件事时都需要的，而不应该需要看东西时就戴，不需要时就不戴。如果需要看东西的时候就戴，不需要的时候就不戴，对眼睛是不利的。

多动症患儿服药后学习成绩一定会上升吗？

有些家长会问"别的多动症患儿服药效果好，学习成绩都上去了，可我的孩子服药后学习成绩怎么就上不去？"

多动症患儿服药后成绩一定会上升吗？这要视孩子的具体情况来看。我们知道，学习成绩的好坏与许多因素有关，如智力水平、教育方法、学习兴趣、个人爱好、教学氛围等，尤其是与孩子的智力因素和老师教育方法等有关。多动症患儿由于注意力不集中、多动、冲动任性及认知障碍等，引起学习困难，所以学习成绩会差。而服药后能提高注意力及自控力，减少多动，改善冲动和认知功能等，患儿主动性增强，学习认真，所以成绩可能会有所上升。但这并非是提高智力的原因，如果他的智力较差，或存在有其他影响学习的各种因素，即使服用了药物，学习成绩也不一定能提高。

即使是服药治疗，还存在着服药方法是否正确、剂量是否够、药物种类是否恰当等因素。有不少多动症的家长害怕药物的副作用，因此平时不让孩子服药，只在考试的当天才给孩子服药，希望孩子能考出个好成绩来，但结果往往并不理想。因为平时学习不好，知识没有掌握好，即使考试当天服药也无济于事，考试成绩当然也不会理想。另外，确实存在部分患儿对药物不敏感，治疗效果也不够理想。

因此，并非所有的多动症患儿服药后学习成绩都会上升。如果服药后学习成绩上不去，要认真分析原因，针对不同的原因进行治疗。单纯将服药后孩子学习成绩的提高作为评价药物效果的唯一标准，显然是片面的。

如何正确评价药物的治疗效果？

有的家长反映，自己的孩子服药治疗后一点效果也没有，学习成绩还是很差，可老师却反映孩子上课时比以前认真多了。那多动症患儿服药治疗后，到底有没有效果，又该如何去正确观察和评价服药后的效果？

（1）注意力的变化　服药后患儿是否自控力增强，上课是否注意力集中，能否认真听讲，不易受外界因素的干扰。做作业时是否认真，是否拖拉，作业完成得是否好。

（2）多动表现的变化　服药后患儿动作是否减少，上课时小动作、废话是否少了，能否安静做作业。

（3）冲动症状的变化　服药后患儿冲动是否得到改善，是否还容易发脾气、吵架、打架，与同学的关系是否改善。

（4）学习成绩的变化　此项观察需要较长的时间，因为只有通过较长时间的集中注意力听课，知识逐渐积累，才能使学习成绩有所提高。另外，学习成绩的好与坏还与许多其他因素有关，尤其是智力和教育的因素，因此，不能将学习成绩的好坏作为评价药物疗效的惟一标准。

药物疗效的观察需由教师和家长共同进行，家长和老师应经常、及时地交换各自的观察结果和看法，并将孩子服药后的行为和学习变化等情况及时地反馈给医生，以利于客观地评价药物的疗效，帮助决定患儿进一步的治疗方案。有时候患儿自己也能感觉到服药后的效果，如自控力提高，注意力集中，分心减少，做事效率高。如果忘了服药，就会感到自控力下降，上课费力、困倦，容易分心，思想开小差，记不住课堂所学的内容。

多动症患儿服药后效果不佳的常见原因是什么？

大部分多动症患儿服药后，症状会有明显的改善。但也有部分患儿服药后效果不佳，这到底是什么原因呢？

（1）诊断不正确　许多其他疾病也会出现类似多动症的症状，如果诊断不正确就让孩子服药，自然效果不理想，甚至可能会加重原有的疾病。有些家长看到孩子成绩不理想，不经医生诊断就擅自给孩子服药，效果也不会理想。

（2）服药剂量不足　药物治疗的效果好，但有些家长由于害怕药物的不良反应，给孩子服药的剂量明显过低，或稍有效果，便不再增加剂量，则药物效果也就不够理想。有的家长经常忘记给孩子服药，或交给孩子自己服药，其实孩子根本就没有服药。

（3）服药方法不正确　多见于服利他林的患儿，由于只在每天上午服药1次，所以上午效果较好，而下午或晚上效果不好。老师反映效果好，而家长反应效果差。有的患儿是吃吃停停，或只在考试时临时服药，效果也不会好。

（4）评价方法不正确　观察药物的疗效主要是看服药后主动注意力、动作及冲动是否改善等。如果将学习成绩的提高作为评价疗效的唯一标准是不对的，因为学习成绩的好坏与许多因素，尤其是智力因素和教育方法等有关。

（5）主观要求不一　由于每个人对多动症知识的了解、观察时间、忍耐程度、要求及认识等均不一定完全相同，因此往往会出现对儿童行为评价的偏差。如老师和家长对孩子的评价可能有不同，父亲与母亲之间也有不同。

（6）单纯依赖药物　服用药物治疗的同时，一定要加强心理行为治疗，以提高和巩固药物的疗效。如果单纯依赖药物治疗，忽视其他综合治疗方法，则药物治疗的疗效也是有限的。

（7）耐药性　多动症患儿刚开始服药时疗效大多很好，但一段时间后部分患儿的疗效逐渐下降，这可能是长期用药后出现药物耐药的缘故。

（8）对药物不敏感　部分多动症患儿对一种或几种药物的治疗效果不佳，甚至服药后症状还有可能会加重。对于这部分患儿，应更换药物种类，并加强其他综合治疗方法。

多动症药物治疗常见的误区有哪些？

关于多动症的治疗，目前仍然存在着不少误区，常见的误区如下。

（1）不需要药物治疗　有人认为，对多动症患儿只要抓得紧一点、加强教育就可以了，不需要药物治疗。其实多动症是一种疾病，孩子不能控制自己的行为，结果影响到孩子本人、家庭、学校和社会。实践证明，非药物治疗的作用有限，不能解决所有问题，目前国内外学者一致认为，多动症应采取综合治疗，药物和非药物治疗同样重要。

（2）治疗只是医生的事　有人认为多动症的治疗只是医生的事，这是不正确的。其实，多动症的治疗需要各方面人员的共同参与，其中老师和家长在多动症的治疗中作用更大，因为一天中老师、家长和孩子在一起的时间最长，他们可以通过言传身教和心理行为治疗，改变孩子的行为，提高治疗的效果。

（3）拒绝药物治疗　有些人误认为药物治疗的不良反应很大，因此坚决反对药物治疗。其实任何一种药物都有其不良反应，目前治疗多动症药物的不良反应还是比较小的。如果孩子的病情较重，而仍拒绝药物治疗的话，病情就会进一步加重，影响孩子的学习和生活，甚至影响今后的人生，这种伤害要比药物的"不良反应"大得多，可能到时候就悔之晚矣。

（4）单纯药物治疗就行　多动症的治疗强调综合治疗，药物治疗和非药物治疗都很重要，各有特点，不可偏废。对于轻症的患儿，非药物治疗就能取得良好的效果，但对中重症患儿，则药物治疗才能取得明显的效果。因此主张将药物和非药物治疗结合起来，才能巩固和加强疗效，取得满意的效果。

（5）每天只需服药一次　不少家长每天只是上午给孩子服利他林一次，这种服药方法是不正确的。因为只在上午服药，那上午的症状可能有所改善，但下午和晚上的症状仍然存在，孩子下午上课听不进，晚上功课做不好，对孩子的学习和身体都不利。目前认为理想的治疗应该是全天都控制症状，这样就需要每天服用利他林2~3次，或改用长效药物。

（6）药物不良反应大　有人认为药物的不良反应大，孩子服药后会影响大脑、会变笨、会影响生长发育，长期服用还会成瘾。其实，多动症药物治疗的副作用并不大，不会影响孩子的生长发育和智力。经过几十年的临床应用，证明多动症的药物治疗还是比较安全的。

常用的多动症心理行为治疗方法有哪些？

（1）行为疗法　这是最常用的一种心理治疗方法。目的是修正不良行为模式，治疗对象为外显行为，应用"学习"的原则，根据具体的治疗步骤改善非功能性或非适应性行为，重建或恢复良好的行为模式，尤其对于破坏性行为有良好的改善作用。其中通过对行为后果的强化而增强操作行为是一种常用的方法，即对某一种行为给予鼓励、支持、肯定或奖励等"正性应答"，使之产生满足、愉快的情绪，这一行为就越来越加强，这是一种阳性强化；反之，给予冷遇、惩罚甚至打击等"负性应答"，使之产生不愉快甚至痛苦的情绪，这一行为就会逐渐减少甚至最后消失。行为疗法包括阳性强化法、暂时隔离法、消退法和示范法等。

（2）认知疗法　通过纠正不正确的认知（包括思维、信念等）来达到改变患儿不良情绪和行为的目的。在治疗中强调解决当前的主要问题，注意造成问题的原因，并辅导患儿解除原有的歪曲认知，与患儿共同努力发展，用较正常的认识去评估他过去的经历，纠正错误的认知。

（3）分析心理疗法　通过内省的方式，以自由联想、精神疏泄和分析解释的方法，把压抑在无意识中的某些精神创伤或痛苦的体验挖掘或暴露出来，从中发现焦虑根源，启发并帮助患者彻底领悟而重新认识，从而改变原有病理行为模式，重建自己的人格，达到治疗目的。

（4）暗示疗法　通过暗示去影响别人心理活动的一种特殊方式，受暗示就是一个人不加批判地接受他人语言或其他刺激，由此而产生特定的知觉、观念、信念、感情、行动的现象，他的行为动机不是由自己形成的意见和信念产生的，而是旁人影响的结果。暗示的方式多种多样，如语言、文字、表情、手势、情境、榜样等。暗示的效果与气质、性格、年龄、性别、智力、思维类型、文化水平、社会经历等都有关系。

（5）支持疗法　是采取劝导、启发、鼓励、同情、支持、评理、说服、消除疑虑、再度保证等方式，来帮助和指导患儿分析认识他所面临的问题。这一疗法单独使用效果并不明显，主要是与其他治疗相结合，用来帮助患儿解脱受挫折以后的情绪抑郁和由学习困难而导致的自尊心不足。

（6）放松疗法　用该方法来治疗儿童多动行为是近年来的一种新尝试，效果较好。由于多动症患儿的身体各部位总是长时间处于紧张状态，如果能让他们的肌肉放松下来，多动现象就会有所好转。

（7）其他心理治疗：还包括生物反馈疗法、技能训练、戏剧疗法、游戏疗法、音乐疗法等，也有一定的疗效。

家长应如何使用"正性强化"的行为治疗方法？

正性（阳性）强化法是多动症治疗中最为常用的一种行为治疗方法，主要是依据操作性条件行为的理论，即在一种所要求的行为出现之后，立即给予一种奖赏强化，就可以增加这种行为的出现频率。如果这种行为多次得到强化，这种行为就会得以加强而固定。在家中进行正性强化行为治疗的具体步骤如下。

（1）确定强化目标　选定一项进行强化的行为（靶行为），制定出良好行为的准则，这种行为最好是儿童能够客观控制、可观察到的，并能反复进行强化的行为。

（2）选择强化方式　强化物最好能立即实现，不需要很长时间，且孩子喜欢、不易很快满足的。根据不同的年龄和爱好，可选择消费性（零用钱、糖果、喜爱的玩具等）、活动性（看电影、买书、逛公园等）、操作性（玩游戏、踢足球等）、拥有性（坐飞机、穿新衣等）、社会性（鼓励、亲吻、拥抱等）等。

（3）制定矫正方案　制定切实可行的强化方案，要将此强化方案先告诉孩子，取得孩子的理解和配合。

（4）及时兑换强化物　在强化治疗过程中，如孩子达到了良好行为的标准，应及时兑换强化物，不能随意更改。

（5）逐渐脱离强化　当目标行为多次出现后，强化应以社会性强化为主，使目标行为保持下来。当良好的行为建立起来后，可逐渐脱离该靶行为的强化训练，并选择新的靶目标，开始新的目标行为进行强化训练。

例如，对一个注意力不集中明显的学龄期多动症患儿，治疗的靶行为是"做作业分心，常出错"。据了解，该患儿特别喜欢踢皮球，因此可将踢皮球作为奖赏（强化物）。要求其达到良好的行为目标是"专心做作业半小时，不出现粗心大意的错误"。治疗时可安排在饭后做作业半个小时，如没出现粗心大意的差错，就允许踢半小时皮球。经多次重复后，可逐步纠正其"注意力不集中、作业常出错"的问题。

正性强化法对治疗多动症、学习困难、抽动症、对立违抗、孤独症、神经性厌食、功能性遗尿等都有良好的治疗效果。

家长应如何使用"暂时隔离"的行为治疗方法？

"暂时隔离法"也是治疗多动症时较为常用的一种行为治疗方法，即当多动症患儿出现某种不良行为时，及时将其隔离在一个单独、乏味的地方，且必须待在那里直至规定时间方可离开。利用隔离的这段时间，让该儿童逐渐安静下来，并懂得被家长隔离是因为自己的某些不良行为所致，因而需要改变这种不良行为，才能取得家长的谅解，消除隔离。通过使用"暂时隔离法"，可逐渐改变多动症患儿的某些不良行为。那在家庭中"暂时隔离法"应如何操作呢？

①选择某一不能被家长所接受的不良行为作为目标行为（靶行为），例如可将多动症患儿的攻击性行为（打人）作为靶行为。

②当靶行为出现，即多动症患儿打人时，立刻将该儿童置于一隔离处，如房间的一个角落，并告诉他被隔离的原因是"打人"。

③明确规定隔离的时间，一般年幼儿童每1岁隔离1分钟，8岁以上儿童可达30分钟；如果隔离时间已到，儿童仍然大喊大叫，则要重新规定隔离时间，直至其安静下来。

④当儿童不愿服从隔离时，要告知其必须遵守，否则还要加倍延长隔离时间，并坚持执行。

⑤实施该方法时，家长一定要让儿童知晓希望其改变的不良行为，并懂得如果再次出现攻击性行为时还要受到隔离。

该方法主要用于治疗多动症的多动、不服从行为、敌对行为、暴怒发作等不良行为。

家长使用"消退法"行为治疗方法时应注意哪些问题？

"消退法"也是治疗多动症时较为常用的一种行为治疗方法，是通过停止对某种不良行为的正性强化，常用"不予理睬、让其晾在一边"的方法，从而使该行为逐渐消失。消退法的理论认为日常生活中成人对儿童的注意也是一种强化。例如，多动症患儿在发脾气时由于受到家庭成员或他人的注意而得到了强化，因而出现经常发脾气的现象。为了消除该行为，只要在儿童发脾气时不予理睬，就能使这种不良行为逐渐消失。"消退法"看上去很简单，但是在实际应用时很容易失败。那在使用消退法时注意哪些问题呢？

①消退方法应与正性强化相结合，注意应同时强化良好的行为。

②在进行消退法治疗时，必须排除外界因素的干扰，或教育的不一致，以免影响治疗效果。例如：当多动症患儿发脾气时，父母不予理睬，而奶奶此时却不忍心，给予关注，这样容易造成消退法应用的失败。

③采用消退方法的开始阶段，当儿童某种不良行为遭到"冷遇"时，可能会有较强烈的情绪反应，甚至该不良行为可能会暂时性频繁出现，此

时不能"心慈手软"，在注意儿童的安全的基础上，一定要坚持治疗，才会取得较好的效果，否则就容易失败。

④该方法主要用于治疗多动症患儿的不服从、敌对、暴怒发作等不良行为。

为什么说"家长培训"对治疗多动症非常重要？

许多多动症患儿的家长对自己孩子的行为和学习等问题很不理解，内心十分苦闷，同时对多动症的病因、治疗等也存在着不少的疑惑、不解或误解，常常有许多困扰的问题需要帮助和解决。而家长对待多动症的态度和方式取决于他们对疾病的理解程度，也直接影响到多动症的治疗效果。

"家长培训"就是针对多动症患儿父母存在的各种问题，对他们进行科学和系统的指导，帮助家长认识疾病，掌握管教孩子的技巧，达到改变儿童行为、缓解亲子矛盾、改善家庭环境、减轻父母压力、增强家长信心等目的，将有利于多动症患儿的治疗和康复。因此，"家长培训"对于多动症的治疗非常重要，已成为多动症治疗的主要方法之一。

"家长培训"包括一般性培训和系统性培训，主要内容通常包括。

1. 讲解有关多动症的知识

向家长讲解有关多动症的病因、临床表现及治疗方法等知识和新的进展，使家长能够更全面地了解多动症，提高对多动症的认识，消除对多动症的误解，增强战胜疾病的信心。

2. 提高管理孩子的方法

（1）了解你的孩子　通过对多动症有关知识的学习，帮助家长了解自己的孩子。家长要反思自己在养育孩子方面的不足，要让家长讨论各自对多动症的理解和对孩子的期望，讨论对多动症早期干预和治疗的重要性，以及家长在改变孩子预后方面的重要作用。

（2）理解你的孩子　多动症患儿的行为问题是一种病态行为，要鼓励家长站在孩子的角度去感受孩子遇到的困难和情感反应，从而理解孩子的一些行为。

（3）建立特殊"游戏时间"　让家长认识到与孩子建立良好的关系是父母成功实施管教技能的基础，给予孩子更多的关注和关爱，要和孩子谈心，每天抽出15~20分钟的时间参加儿童的游戏，建立"特殊游戏时间"，以便及时发现问题，及早予以纠正。

（4）学习关注儿童的技巧　向家长解释什么是对儿童的正性关注及其作用，应如何去使用对儿童的正性关注和忽略，如何应用阳性强化和其他行为治疗方法，介绍各种奖励方法的正确使用。当一种良好行为建立起来后，如何扩大良好行为养成的范围。

（5）实施有效指令的方法　讨论孩子在家和学校有哪些不服从的现象，强调使用关注和奖励技术来增加服从性行为，讨论父母常用指令方式的优缺点，讲解如何正确使用指令，增加指令的效果。学会如何去表扬、奖励良好行为，如何去批评、惩罚不良行为，学会在公共场所不良行为处理的方法。

（6）订立家庭行为契约　向家长解释家庭行为契约的目的，如何制定家庭行为契约，预见实施过程中可能遇到的困难及如何解决这些困难。

（7）帮助儿童学习　帮助家长做出时间安排，创造良好的学习环境和气氛，安排做作业的程序。使家长认识陪读的危害，帮助他们如何请家教，指导父母对孩子启发式的指导和寻找各方面的帮助。

（8）控制情绪，制定未来　帮助家长识别和控制情绪，学习放松训练。使家长了解解决家庭问题的技巧以及出现新问题的途径。指导家长如何寻找帮助和社会支持，帮助家长树立对未来的信心。

家长培训是一种类似集体心理治疗的方式，每次参加的家庭为5~8个。具体的培训方法有观看录像或光盘，就有关问题进行家长之间、家长与培训员之间的讨论和谈感受。培训员进行讲解、释疑，为理解有关问题和掌握技巧可以进行角色扮演。每次培训结束时还会留有家庭作业，帮助和督促家长掌握和应用所学的知识和技巧。重要的是家长和培训员之间可以互动起来，相互交流经验，找出失败的原因，也可宣泄心中的忧闷，并和医务人员共同探讨进一步的治疗方案，把心态调整到共同想办法帮助孩子的状态。

父母培训最突出优点是可以在日常生活中持续使用，易维持效果。据报告在美国和加拿大等国已有超过6000名精神科医生接受了这一方法的培训，使百万家庭收益，很大程度改善了儿童的行为和亲子关系，受到广大家长及患者的欢迎。

家庭治疗对小儿多动症有何作用？

多动症患儿的家庭治疗是近年来才逐渐开展起来的，是一种以家庭为主要场所进行多动症心理行为治疗的方法。家庭治疗是将家庭作为一个治疗单位，通过帮助家庭成员正确认识多动症的性质，让父母学习恰当的管理技巧、儿童学会自我控制，促使家庭成员之间的关系发生某些变化，减少家庭成员之间的矛盾冲突，协调家庭关系，从而使患儿的症状减轻或消失，具有良好的治疗效果。

家庭治疗首先要进行"循环提问"，就是通过对家庭每位成员就某一个问题或某一个观点提出循环式询问，使每一个人都能从不同的角度看问题，然后从他人的反馈意见中得到信息，从而认识自己、得到启迪。在此基础上进行"假设提问"，将治疗过程中得到信息做成假设，然后根据治疗师的假设，引导家庭朝向治疗的目的发展。治疗师在家庭治疗中一定要保持"中立性"，不是刻意表明自己的情感倾向、有什么样的观点、与哪个家庭成员结盟等，才能取得满意的治疗效果。

通过家庭治疗，从根本上打破原有的不能适合家庭正常功能的成员之间的关系、交往方式和规则，重新建构起能解决问题、改善关系的新型家庭关系，从而达到治疗的目的。据报道，家庭治疗治疗多动症取得了良好的效果，70%的患儿治疗后有明显的改善，而且此方法对不少其他心理行为问题、学习问题、亲子关系问题也有很好的效果。

家长应如何对待患多动症的孩子?

（1）正确认识 作为多动症患儿的家长，要努力学习有关多动症的知识，掌握多动症的患儿的心理，对多动症要有一个正确的认识。多动症是一种疾病，孩子并不能控制自己，因此不能将小儿的病态行为误认为是"不好学、故意捣乱"等，也不要感到羞耻，要有耐心和信心，可以这样想"我的孩子是个好孩子，有良好的精力，只是注意力差点""只要他努力，一定会成功的"。

（2）关心体贴 多动症是一种病态，和患了其他疾病一样需要得到关心和体贴。因此，家长要给予孩子更多的父爱和母爱。要经常和孩子在一起玩，和孩子谈心，了解孩子的心理，要多鼓励孩子，让孩子知道多动症是可以治疗的，自己的缺点是可以改正的，不要自卑、羞愧，更不要自暴自弃，培养孩子的自信心。要向好同学学习，不要结交有不良行为的朋友。

（3）良好行为的养成 对孩子要严格要求和管理，既不能溺爱、放任自流，又不要管教过严、动则打骂。根据孩子的特点，制定出学习计划和目标，进行强化训练，养成孩子良好的生活和行为规范，发现好的行为要及时表扬和鼓励，出现不良行为要及时批评。家长自己要以身作则，提高自身的素质和修养，做好榜样。

（4）学会忍耐 学习上要耐心辅导，根据他们的实际情况，不要过高苛求。多动症患儿多动、冲动，常常惹人，不讨人喜欢，令家长感到不愉快，有时还会使家长丢面子，此时家长一定要理解孩子的心理和行为，学会忍耐。如果动辄贬低、嘲讽，甚至打骂，不但不起效果，而且有可能加重患儿的心理压力，反而会使症状更加严重。

（5）创造良好的家庭环境 建立轻松愉快的家庭气氛，改善家庭关系，使孩子在家中感到愉快和温暖。父母对孩子的意见要保持一致。家中生活要规律，制定严格的作息制度，安排好一天的日程，让孩子按时起床、就餐、就寝等，增加营养，保证充分的睡眠。

（6）积极配合医生治疗　经常与老师交流孩子的情况，并将孩子的病情及时反映给医生，对于需要服药的患儿，应按医嘱给孩子服药并仔细观察药物效果及副作用，服药期间应尽量避免外界的不良刺激，防止过度疲劳和各种疾病，同时要有长期服药的思想准备。

如何表扬多动症患儿？

许多家长很容易发现孩子的缺点，而面对孩子的优点却视而不见。如孩子放学后能自觉地做作业，家长却认为是理所应当的事，没有给予表扬，而当孩子回家就看电视，父母可能就要大声训斥。

如果在孩子的生活中只有批评，缺少表扬的话，会使孩子变得自卑，缺乏自信心，有种"做什么都是错"的感觉，会自暴自弃，甚至还会创造一些消极的"故事"来引起家长的注意。因此一旦多动症的孩子有了优点、长处，或是闪光点后，都要予以表扬或奖励，以巩固已有的良好表现。

（1）表扬要及时　表扬要及时，不要换时间或换地方，可以收到好的效果，巩固良好行为。年龄越小，表扬越要早，否则就会失去表扬的效果。

（2）表扬的方式要恰当　有的父母常常简单地给孩子买东西以示表扬，久而久之，孩子就不以为然了。如果一直用一种方式表扬，孩子也会逐渐产生厌倦感，因此可根据不同的年龄、场合和行为采用不同的表扬方式，可交替使用不同的表扬方式，可起到较好的效果。

（3）表扬尽可能具体、明确　如"你今天按时上床睡觉，爸爸很高兴""你今天做作业很认真、很好"，这样孩子能了解到自己具体的优点，增强自信心。表扬不可模棱两可，朝令夕改。注意要表扬孩子具体的行为，而不是人格。

（4）要表扬每一个进步　如果孩子在某一件事上有些小的进步，家长就应该及时地表扬。如果对于每一个微小的进步都给予表扬，孩子就会时时有进步的动力。

（5）逐步提高对孩子的要求　良好行为的形成，既不要急于求成，提出过高的要求，也不要长时间停留在低水平的要求上。当一个良好行为养成后，应逐步提高要求。如要求孩子认真做作业，开始能做到15分钟，就给予表扬，然后逐步提高要求，能认真做作业20分钟才能给予表扬。

除了表扬已有的优点外，还要关注每一点微小的进步，给予肯定或表扬，其目的是鼓励孩子改正缺点，不断取得进步。

如何批评多动症患儿？

同样，当患多动症的孩子有了缺点或错误后，也应予以批评，甚至要惩罚（不是打骂），目的是克服缺点，避免重犯错误。

（1）批评要及时　当孩子有了缺点或错误后，应立即批评，不要换时间或换地方，这样可以收到好的效果。

（2）批评要明确　批评孩子时，一定要让他知道，自己究竟错在什么地方。避免长时间的说教，避免唠叨，抓不住要点，这样往往会起到反作用。

（3）批评方式要恰当　批评不要过于严厉，不要大声斥责或打骂，可以让孩子一个人安静一下，静静地想一想自己的错误；或用眼神看着孩子，让他自己去认识和改正不良行为；或要求其复述规则。当孩子有破坏规则或不良行为时，可让其立即暂停，这样可能比大声叫喊、训斥、打骂的效果更好。

（4）适当使用处罚　当你认为孩子的不良行为较严重时，可适当使用处罚手段。如参加规定的家务劳动、限制看电视时间等，或减去原来奖励、停止该项目活动等。注意处罚不要太重，能让孩子知道不良行为的严重性即可，不要打骂、体罚。

（5）批评不良行为，而不是人格　对孩子的批评要责备其不良的行为，而不能去责备其人格，否则会对孩子产生不良影响。应给孩子改正的机会，不要说孩子"已经不可救药了，怎么也改不了"等，这些都会使孩子气馁，丧失自信心。

总之，适当地运用表扬和批评，对于养成良好行为，消除不良行为是很重要的。

家长如何去抓好多动症患儿的学习？

不少多动症患儿的家长为孩子的学习伤透脑筋，不知该如何去抓患儿的学习？要抓好多动症患儿的学习，既要了解多动症患儿在学习中的心理特点，还需根据其具体行为特点进行管教。

（1）制定计划　认真分析孩子的学习情况，制定一个比较切实可行的学习计划，并严格执行。如每天学习什么课程、学多少内容、何时进行检查、何时开始复习、哪些需要补课等。

（2）良好环境　家中最好有供孩子专门的学习房间，让孩子在安静的环境中学习，避免各种干扰因素。孩子学习时家长不必一起陪读，但应能够随时观察和了解到孩子的学习情况，以便及时发现问题进行督促和提醒。

（3）督促提醒　如发现孩子做作业时有注意力不集中、做小动作情况，应及时予以督促、提醒，使孩子集中注意力，不做小动作，抓紧做作业。对自控力极差、难以独立完成作业的重度多动症患儿，家长可以暂时性陪在旁边，督促其学习，但应注意切不能养成长期陪读的习惯。

（4）劳逸结合　要注意休息，避免过度疲劳。多动症患儿的自控力差、注意力短暂，学习一段时间后一定要休息一会儿，这样才能提高学习的效率。一般5~6岁的孩子，学习20分钟后休息5分钟，而7~8岁以上的孩子学习30分钟后休息约10分钟。

（5）经常复习　多动症患儿做事没有计划，容易忘事，所以父母要经常检查孩子的学习情况，并帮助提醒孩子安排复习内容，以巩固所学的知识。如一年级的孩子背熟了当天的课文后，父母要善于发现孩子的困难所在，帮助他做好第二天再背二遍，第四天、第七天再各背一遍的复习计划，如此循环复习，花费时间少，收效也好。

（6）多予鼓励　对多动症患儿要多给予鼓励，少些批评，更不要动辄就训斥和打骂。如孩子学习认真，成绩上升，应及时给予适当的奖励，如外出游玩、买玩具、打游戏等。但如学习不认真，应及时指出，适当批评。

（7）积累知识　知识的积累是一个过程，平时要注意培养学习的兴趣，逐渐积累知识。可让孩子多读、多看、多想，扩大知识面，积累知识量。还要注意培养孩子的注意力、观察力和思维能力，提高学习效果。要注重知识的掌握，而不仅是提高学习成绩。

做作业时家长"陪读"有效果吗？

由于多动症患儿注意力不集中、多动，作业不认真，拖拉，常常要花很长的时间才能完成作业，以至于每天都要很晚才能睡觉。为了提高学习效率，不少家长只好全程陪伴着孩子做作业。家长"陪读"的方式有很多，如监督员、检查员一般，在一旁看书报或在旁边做自己的事等。确实，这种陪读在一定程度上加快了孩子做作业的速度，提高了"效率"，但时间久了就没有那么灵了；而家长精力和时间全搭进去，更是叫苦不迭，这该怎么办？我们认为采取陪读这种方式弊端很多，是不可取的。

（1）依赖性增强　不少家长不仅全程陪读，而且逐题检查、讲解，力求使孩子搞懂弄通；性急的家长还会"走捷径"，直接告诉答案，甚至代替孩子做作业。由于有了家长的监督、检查和讲解，孩子逐渐养成了依赖思想，从而束缚了自己独立思考、独立解决学习问题的能力，不利于良好学习习惯的养成。以至于如果没有家长在身边，就不想做作业，也没法做。况且，家长解题的思路、方法等与老师还有差异，有的孩子考试没有考好，反而会怪家长没有帮助复习好；即使考了好成绩，也全然没了成就感和满足感。

（2）自觉性降低　由于有了家长的陪读，孩子的一举一动都得依照家长的旨意来进行，自己没了主见，失去了自觉性。遇到了难题，就将难题交给家长，而不会去独立思考。家长在的时候装得认真做作业的样子，可家长一离开，就会抓紧时间玩耍，想方设法地与家长"捉迷藏"。

（3）降低学习效果　有的孩子觉得身边总是有一只眼睛在盯着自己，反而容易走神，分散精力，更导致注意力不集中；有的孩子为了应付家长的检查，马虎了事，学习效果反而不好。有些家长在孩子做作业的过程中，一旦发现孩子作业有误，马上就指出来，这样做反而会阻碍孩子独立思维能力的发展，降低学习效果。

（4）心理压力加重　陪读对孩子来讲这是一种无形的压力，长期的压力则会使孩子产生各种心理异常。另外，有的家长自己在工作上和心理上有压力，此时也会迁怒于孩子，易发脾气，训斥孩子，甚至打骂孩子，给孩子造成更大的心理压力。

（5）对父母不利　父母白天工作繁忙，晚上回家还要陪读，身体很疲劳，时间和精力都不够。父母如果长期陪读，不仅会影响自己的工作和生活，也会产生心理异常。

孩子在学习中遇到困难，得到家长的帮助是正常的，尤其是对刚入学的一年级新生，此时陪读目的是帮助孩子迅速建立起学习的习惯，适应学校的生活。经过一段时间后，这种短暂的陪读就应该逐渐引退了，切不可养成陪读的不良习惯。

为什么说家长态度的一致很重要？

在应用行为强化的原则建立孩子良好行为的过程中，父母态度的一致和稳定是非常重要的，否则治疗的效果就会降低，良好行为就难以建立。

我们发现有些家长在对待孩子的不良行为时，父母的态度常常出现不一致，甚至有时为了如何对待孩子的行为，父母竟然在孩子面前争吵起来；有的父母会"一个唱白脸，一个唱红脸"；还有的家长自身对孩子的要求也不连贯一致，高兴了就"放一码"，下不为例；不高兴时就严格要求，一定要处罚；有的患儿父母与老人的意见不一致，以至于孩子在父母和老人面前的要求不一样。

家长对孩子的要求要连贯、一致，对孩子的行为养成和成长是十分重要的。如果做不到这一点，孩子就会左右为难，心中充满了矛盾，其心理上也会产生压力，不知道自己是否一定要按行为规则来做。因为在孩子的心中，父母是他们学习的榜样，凡事总要效仿父母的样子去做事。如果家长本身就言行不一、反复无常，会给孩子留下一种印象，认为做事情并不需要一定要按规则去做，是可以改变的，下次就可能会"得寸进尺"，破坏其他的行为规则。

每个人的思维方式和行为方式不同，会导致家长管教孩子的方法和尺度不完全一致，但家庭成员（尤其是父母）应该用一致和稳定的态度来处理孩子行为不当的问题，并注意减少矛盾，给孩子一个统一的价值观。父母在制定行为规则时一定要统一思想，并严格按规则来做。不管父母谁做出的决定，如果发现违背了原来的规则，当着孩子的面，一定不要提出质疑；只有当孩子听不见的时候，才能讨论这个问题。

如何给多动症患儿请家教？

由于多动症患儿的行为问题影响了学习，成绩逐渐下降。家长和老师都很着急，为了提高孩子的学习能力和学习成绩，不少家长都为孩子请了家庭教师，帮助孩子的学习。采取家教的方法，教师"一对一或一对几"地面对学生，对多动症的孩子有了较强的管制和约束力，孩子可能比在学校上课时注意力更集中，多动明显减少。家教教师还可以根据孩子的实际学习情况，有针对性地进行补习和复习。一般多动症患儿的智力并不低下，所以只要注意力集中，学习认真，就应该能较好地掌握学习的内容，赶上落后的课程，提高成绩，增加自信心。

但也有的家长给孩子请了家教后，孩子的学习没有什么进步，甚至成绩反而下降，得不偿失。因此，是否请和如何请家教要根据实际情况，做到有针对性、有目的性，才能起到效果。

（1）要明确目的性　是针对孩子学习中存在的具体问题，有选择性地请家教。不要做形式、随大流。有些家长认为"反正请家教比不请要好，请了家教就对得起孩子了"，这是不对的。

（2）孩子有"知情权" 在给孩子请家庭教师之前，要让孩子知道并同意。可告诉孩子"通过家教学习，你就可以赶上其他同学了"，增加其自信心。所学的内容最好孩子不讨厌的内容。如果孩子讨厌家教或讨厌学习的内容，就会增加思想负担，起不到家教的效果。

（3）选择家教方式 一般不要选大班补课的家教方式，宜选择"一对一或一对几"的方式，这样对多动症患儿学习的帮助更大。

（4）教师认真负责：所请的教师要根据孩子的具体问题，有针对性地制定教学计划和教学目标，而不能千篇一律。在教学中要注意多提问、多启发、多鼓励。

（5）正确评价效果 请家教的目的是针对孩子学习中的不足，有目的地进行补习或学习。有的家长仅以学习成绩的提高作为评价家教质量的指标是不正确的。诚然，如果孩子能认真学习，补上课堂学习的不足，学习成绩也会逐步提高的。

（6）注意劳逸结合 请家教要有针对性，要根据孩子的实际问题而定，少而精。而不能面面俱到，越多越好。如果多门功课同时请家教，这样"超负荷"的学习，效果不佳，反而会起到反作用。每次学习的时间也不能太长，最好为1~2节课的时间，要保证课间休息。

（7）酌情逐渐减少 当孩子的注意力有所改善，多动减少，学习成绩逐渐上升后。应逐渐减少家教。因为请家教也有不少弊端，如依赖思想加重、自觉性降低，有些孩子还会有心理负担，还加重了家长的经济负担等。

是否应该将病情告诉孩子本人？

多动症患儿从进入幼儿园、学校之后症状才逐渐明显，有时他们也很苦恼"为什么我总是不行？""为什么我常常会挨批评""为什么同学们不喜欢和我玩？"等一系列问题，那是否应该将多动症病情告诉孩子本人呢？

是否要将多动症的病情告诉孩子本人，这要视孩子的病情程度和年龄来定。如果孩子年龄较小，病情很轻，也不需要服药，只需要进行教育和心理行为治疗即可的话，那是没有必要将病情告诉孩子。

如果孩子病情较重，需要服药的话，我们认为，还是应该告诉他本人，但告诉的方法并不一致。对于年龄较小的孩子，我们主要指出他存在的具体问题，如注意力不集中、多动、冲动及学习等问题，并不一定要告诉他是患了"多动症"。可以告诉他"你的性格就是要比别人容易忘事""你的自控力比别人差些""只要你努力，你的缺点一定能够改正"，要给予鼓励，并指出服药后可以很好地帮助他改变这些不良行为。对于年龄较大的青少年学生，应将多动症的病情如实告诉他们，并介绍多动症的知识，同时指出病情的改善需要药物治疗，更需要自己的努力才能取得良好的效果，给孩子更多的关心和鼓励。如果孩子通过服药后症状能够得到改善，他们都会继续服药、配合治疗的。

是否应该将孩子的病情告诉老师和同学？

多动症的治疗需要家长、老师和医生等的共同参与，相互协调和配合，尤其老师在治疗中具有不可替代的重要的作用。但不少家长常常会忧虑，孩子被确诊为多动症，是否应该将孩子的病情如实告诉老师呢？

如果老师不知道孩子的病情，可能会对孩子的不良行为产生误解，会认为孩子是顽皮、偷懒、不学好、品德差，是个坏学生；有的老师还会对这些学生严加批评、训斥，甚至惩罚，结果不但没有效果，反而加重了孩子的病情；有些老师还会责怪家长没尽到责任，从而影响家长和老师之间的交流和沟通。

因此我们认为，如果孩子被确诊为多动症，家长应将孩子的病情如实告诉老师，取得老师的理解和配合，才能取得良好的治疗效果。在孩子的心目中，老师的威严是不可替代的，有时孩子对家长的话听不进，但对老师的每一句话却都当成了"圣旨"，坚决照办。如果老师能仔细观察多动症患儿的行为表现，并正确运用心理行为治疗，常常可以收到"事半功倍"的效果。

当然将孩子的病情告诉老师也有可能会出现一些负面影响，某些素质不高的老师会对孩子产生特殊看法，推卸自己的责任，甚至公开孩子的病情，让全班同学都知道孩子的病情，使孩子产生新的心理创伤，甚至有将孩子送到辅读学校、摔掉"包裹"的思想。对于这些老师，家长应与他们加强沟通和理解，而并不急于将孩子的病情告诉他们。

但是，不要将孩子的病情告诉他的同学，以免某些同学歧视他，"敬而远之"，造成孩子的自信心不足、自卑等心理障碍。

老师应如何对待患多动症的学生？

按照患病率3%~6%推算，每个班级就有2~3名患多动症的学生。作为老师，了解有关多动症的知识，参与多动症的治疗至关重要。那老师应如何对待多动症的孩子呢？

（1）正确认识　老师对多动症也要有一个正确的认识。多动症是一种疾病，孩子并不能控制自己的行为，因此不能将小儿的病态行为认为是调皮捣蛋、故意捣乱等，家长和老师要有耐心和信心。同时老师应努力学习有关多动症的知识，掌握多动症儿童的心理。

（2）关心体贴　老师对多动症患儿的行为要加以理解，应给他们更多的关心和帮助，不应歧视和厌烦，要经常和患多动症的孩子谈心，交流思想，了解他们的心理，使孩子在学校里感到愉快和温暖。要多鼓励孩子，维护他们的自尊心，让孩子知道多动症是可以治疗的，自己的缺点是可以改正的，不要自卑、羞愧，更不要自暴自弃。还要教育其他同学能正确对待多动症的孩子，不要歧视，要和他们交朋友。

（3）个例分析　对每一个患多动症的学生都要进行认真的分析，还可请其他老师协助，与前任老师、学生家长联系，共同分析孩子现在存在的问题，找出可能加重病情的因素，寻求在学校解决这些问题的办法。对基础较差的多动症，应"开小灶"帮助他们补上所缺乏的知识。

（4）重视课堂教育　上课内容要丰富生动，与学生要有互动性。应经常提问、督促和提醒，提高学生的兴趣，提高课堂教学的效果。上课时采用生动和形象化的方法，视听结合，适当采用多媒体教学以便吸引学生的注意力。作业量尽量短少，或将量大的作业分成小份额，当孩子有了一定的进步后再逐渐增加作业量。

（5）良好习惯养成　应用阳性强化法，建立良好的学习习惯。对多动症学生的每一点进步，都应给予立即表扬，或者贴一个五角星给一个小奖品（累积到目标数就奖励），并告诉他什么是让老师满意的行为，使患儿增加自信心。老师不能在其他同学面前训斥、羞辱他们，更不能把他们赶出教室或学校。

（6）发挥孩子特长　充分利用患多动症患儿的特长，交给他们一定的任务，增加他们的自信心。在布置任务前，要给他们规定要求。如组织他们参加课外体育活动，一方面可使他们过多的精力得以疏泻，同时可以学会遵守一定的规则，另一方面还必须集中注意力、平衡身体、协调动作，对改善他们的病症很有好处。

（7）保持联系　可建立学生在校行为报告卡，将孩子在学校的行为表现及时反馈给家长，尤其是孩子的每一点进步。对病情严重者，可建议家长带孩子到医院就诊。

老师在课堂上有何对待多动症学生的技巧？

（1）座位安排　可把多动症的孩子安排坐在第一排或前排，靠近老师，远离窗口。尽量安排模范学生坐在他旁边，不要让两个多动症学生坐在一起，以减少相互的干扰。不要在座位旁边放置容易分散注意力的物品，放下窗帘以减少教室外的干扰等。良好的教室环境有助于改善多动症患儿的课堂行为。

（2）学习规则　建立日常课堂学习规则，教师要讲清这些具体的课堂规则，强调它应该是每个学生必须遵守的，可将这些规则编制成简明易懂、短小精悍的顺口溜或画成图片，并将这规则张贴在容易看到的门、窗上，以便能起到经常提醒的作用。对于每节课的课堂安排和组织，应在教室里张贴一日计划表。

（3）多提问题　上课时要多向多动症学生提问题，问题不要太难、容易回答。在提问题时，老师的眼睛要直接看着他们。如回答正确，应及时表扬，即使回答错误也应给予鼓励。研究表明，提问问题有利于学生注意力的集中。

（4）来回走动　上课时老师不要老是停留在一个地方，而应经常地走到多动症学生身边并停留片刻。或用眼神看着他，或用手轻轻地在他的肩上拍一下。通过不断的提醒和督促，使多动症的学生保持注意力集中，不做小动作。

（5）表扬批评　如多动症的学生上课表现好，应及时表扬；如表现不好，也要及时批评。但批评不要太"火"，批评不要针对学生人格，而要批评其的不良行为。如需严厉的批评时，最好不要在其他同学面前进行，应避免刺伤其人格的讥讽、嘲笑和体罚。

（6）劳逸结合　学习之间要有适当的休息，避免孩子的疲劳，因为疲劳也是引起注意力不集中的原因。课间可安排一些活动项目，一方面让孩子的大脑得到休息，另一方面让孩子过多的精力释放掉，有利于下节课认真听讲。

（7）授课艺术　做好课程安排，提高讲课艺术和技巧，丰富讲课内容，增加教学的新颖性和趣味性，并配合动作、实物、图表、模型、幻灯、录像等各种手段和方法，使讲课能吸引学生的注意。同时要注意自己的仪表和形象。

老师应如何充分利用多动症患儿的"动"？

人们常常抱怨多动症患儿比一般孩子多"动"，影响学习，也影响别的孩子。那如何才能充分利用多动症的"动"，变不利为有利呢？

（1）课堂上　根据强化机制，多动症患儿喜欢得到一个立即的奖励，而不愿等待一个更大的奖励。也就是说，如果在上课时，多动症的孩子回答问题后，得到了老师的表扬，那他的积极性就会更高。因此，老师要注意选择难度适宜的问题提问他，让他有表现自己的机会，并及时表扬，充分地调动他们的积极性，发挥"动"的作用。

（2）劳动课　多动症患儿大多好活动，爱劳动，因此在劳动课或其他课外活动时，充分地让他们多"动"，发挥"动"的优点。

（3）体育课　多动症患儿精力过剩，爱活动。因此上体育课时，在注意安全的前提下，也应充分发挥患儿多动的特点，让他们在体育活动中尽情地发挥优势。

（4）课外活动　多动症患儿常常喜欢表现自己，因此可以让他们组织一些节目，参加表演、游戏，或当"值日生""纠察队员"等，让其有"成功感"，增强自信心。

老师应如何与家长进行沟通？

老师应经常和多动症学生的家长保持联系，相互沟通，及时交流学生在学校和家中的表现，共同帮助孩子。可是我们却经常听到有的家长抱怨老师，说老师的教育方法不好，对他们的孩子不好，……而有的老师也责怪家长没有尽到自己的责任，对孩子不管不问……没办法进行沟通。那老师应如何才能与家长进行很好的沟通呢？

1.沟通的基本原则

（1）尊重家长　老师要耐心、虚心、诚心地与家长交流，努力营造和谐、轻松、愉快的交流环境，取得家长的信任和配合。

（2）肯定孩子　老师一句对孩子微不足道的称赞，常能使家长轻松、自信、愉快地面对教师，家长会主动向老师提出孩子目前存在的一些不足，期望得到老师的指点与帮助。这样，交流的主题就会得到延伸，就能有效促进家园互动。

（3）一视同仁　家长之间的差异是客观存在的，学历、职位、性格均有所不同。教师对家长要一视同仁，学会与每一位家长交流，让每位家长都能感受教师的关注或重视。

2.沟通的主要内容

（1）向家长介绍孩子在学校的表现，如课堂表现，遵守纪律情况，与同学的关系，下课后表现等；并指出孩子的行为已影响了自身学习、其他同学的学习和同伴交往等方面。

（2）询问孩子在家庭中的表现，如家庭作业，对父母的态度，与家庭成员的关系，家务劳动等家庭行为方面的表现。

（3）综合孩子在校和家庭表现，初步判断孩子可能患有多动症疾病，建议家长带孩子到正规医院就诊。并与家长共同分析并找出原因，积极寻求解决的办法。

（4）如孩子已被诊断为多动症，老师应向家长介绍多动症的知识，指出这不是孩子故意所为，而是自我控制能力缺陷。多动症是一种慢性的疾病，对孩子、家庭、学校和社会都有影响。多动症也是一种可以治疗的疾病，需要家长、老师和医生的共同配合，才能取得满意的效果。

（5）送给家长"多动症咨询信息卡"、疾病介绍的小册子。

3.沟通的注意事项

（1）先肯定孩子的优点，然后再点出不足，这样家长就易于接受。交谈中还要避实就虚，不要一开始就切入正题，待家长心情趋于平静的时候再自然引出主题。

（2）要淡化孩子的缺点和错误。不要过多讲孩子的问题，指责孩子和家长，以免引起家长的反感和紧张。

（3）坦诚老师的良好愿望。家长常常担心的不是孩子犯下的错误，而是教师对于孩子所犯错误的认识与态度。因此老师要让家长理解：谈论孩子的不足，目的是希望得到家长的支持，共同帮助孩子，以使家长能够积极配合，共同参与。

社会能力训练对治疗小儿多动症有何作用？

社会关系不良也是多动症患儿最为困扰的问题之一，因此应加强患多动症患儿的社会能力训练。

（1）社会技巧训练　帮助多动症患儿学会社会交流技巧，如加入新的小组，参加小组游乐活动，相互交谈，接受奖励或批评，处理挫折和恼怒，相互学习等。训练技术包括解决争斗的技巧，直接指导玩乐，概念的解释、观察录像等。

（2）认知技巧训练　帮助患多动症的患儿发展思维过程，以便解决好人际关系，包括认识存在的问题，选择解决的办法；正确对待他人；分析和选择产生的后果，评价最佳解决办法的结果等。这些方法可应用于实际人际关系，如参加新的团体，解决同伴间的争论、接受别人的概念，以及对付不良感受如失望、愤怒等。

（3）课堂社会能力培养　介绍、学习课堂和学校环境的其他规定，以便促进全体儿童的相互关系，不要只限于有行为问题的学生，要以全体同学为对象，发挥集体的力量，帮助社会能力较差的同学。要鼓励小组成员讨论普遍关心和感兴趣的问题，如电视、电影、体育及爱好等。还可组织各种娱乐活动小组，如体育队、舞蹈队、音乐组、美术组等，以便促进相互交往和学习，有利于社会能力的发展。

生物反馈治疗对多动症有何作用？

脑电波能在一定程度上反映大脑的功能状态，它与个体脑功能的发展和成熟有着密切关系。而"脑电生物反馈治疗"是使用现代技术，应用操作性条件反射原理，通过训练，将人正常意识不到的脑电信号，转变为人可以觉察到的信号，强化适宜的调节，抑制不利的调节，患者通过一段时间的自身调节，可以改变脑电波形，起到改善脑功能的作用。脑电生物反馈疗法属行为疗法范畴，是一种新型心理治疗技术。

近年来有学者用脑电生物反馈的方法来治疗小儿多动症，取得了一定的疗效，尤其是远期效果较好，弥补了药物治疗的缺陷。与正常患儿相比，多动症患儿脑电波的 θ 波增多，α 波和 β 波减少。θ 波与白日梦和困倦状态有关，α 波与闲散的放松状态有关，β 波则与高度警觉、认知加工过程关系密切。通过强化感觉运动节律（SMR 波）和抑制 θ 波训练，能够改善注意力、多动冲动性；提高作业完成技巧和组织技巧，提高智商和成绩提高；增强自尊感，改善亲子关系。国内有报道，多数儿童脑电生物反馈治疗 15~20 次时症状开始改善，两个疗程后症状明显改善。

采用脑电生物反馈的方法来治疗儿童多动症效果确实、持久，对部分多动共患抽动的儿童，不仅对多动症状有效，对抽动症状也有明显效果。同时，该疗法还可避免药物的不良反应，不影响儿童生长发育。患儿只需通过电脑中特殊的趣味游戏来进行训练，操作简便，依从性好，受到患儿及家长的欢迎。如果药物和脑电生物反馈综合治疗，则治疗效果会更好。

但用脑电生物反馈治疗多动症起效较慢，必须坚持 10 次以上，才能取得效果，若想巩固成果，以免条件反射消退，应训练 40 次以上。

感觉统合训练对多动症有何治疗作用？

不少多动症患儿有感觉统合的失调。通过研制一些特殊的器具，制定训练课程，以游戏的形式让孩子参与，以改善感觉统合功能，这就是感觉统合训练。

感觉统合训练的方法主要从以下几个方面训练：加强触觉学习、增强前庭-本体感觉、手脚及身体协调、触觉学习-身体协调相结合、增加运动能力和整体感觉统合功能。通常让孩子处于一个被垫包围的环境中，给孩子指令，让他做各种训练活动，或睡在网上，或蹲着看书等等，训练孩子在皮肤受到触觉时也能根据指示集中注意做某项事情，尤其是不擅长的事，如玩砂、涂色、剪纸片、触摸、跷跷板、坐卧大龙球、蹦床、走平衡板、过隧道、走直线及投、拍、爬等。通过这种形式，给孩子提供了一种感觉输入的控制，特别是负责身体平衡、方向和速度的内前庭系统、肌肉关节和皮肤等处输入的感觉，使儿童能够统合这些感觉，促进神经功能的发展，并同时做出适应性的反应，结果通过综合活动来纠正手脚及身体协调不足感。感觉统合训练让孩子从运动中获得开心、得到锻炼，并在运动游戏中激发潜能、开发大脑。

什么是多动症患儿的特殊教育？

"特殊教育项目"就是教师根据多动症患儿的特点，制定一套特别合适的教学方案，采用特殊的教育方法进行教学，而教育的内容与同年级的其他学生基本相同。在某些西方国家，约有1/3的患多动症的患儿因为学习困难而需要接受1~2学期的特殊教育，我国也已开展了此项研究，取得了良好的效果。

患多动症的孩子在学校由于学习成绩不好，还经常惹是生非，因此常常受到老师的责怪、训斥，同学的歧视和指责，不受欢迎。时间长了，不少患多动症的孩子逐渐会产生恐惧和焦虑心理，缺乏信心和自信，把学习看成是一种沉重的负担，学习能力和学习成绩逐渐被落了下来，没办法跟班学习。

进入特殊教育项目学习，不对孩子贴上落后或学习迟滞的标签，让孩子知道自己也是个聪明的孩子，有能力学习好，只是自控力、注意力差点，只要克服自控力差的缺点，一切问题就可以迎刃而解，树立自尊和自信心。负责特殊教育项目的教师，应具有丰富的教学经验和水平，有爱心，能掌握多动症患儿的心理，能根据患多动症的患儿的特点编制教材，采用特殊的教学方法，讲课生动形象，吸引孩子的注意。上课时注意多提问、多鼓励，并通过讲故事、猜谜语、做游戏等孩子喜欢的方式，激发学习兴趣，在"玩"中学到知识。

当患多动症的孩子接受一段时间的特殊教育，行为有所改善，学习成绩提高后，还是应该回到普通班级接受教育。

多动症患儿共患对立违抗时该怎么治疗？

不少多动症患儿的家长感到很苦恼，以前孩子的治疗效果还可以，但现在孩子的对立情绪和行为越来越明显，治疗效果也越来越差。对立违抗是小儿多动症最为常见的一种共患病，对于共患对立违抗的儿童，应在治疗多动症的同时，还应针对其对立违抗行为进行心理、药物和父母培训等综合治疗，才能收到满意效果。

（1）心理治疗　主要的治疗方式包括认知治疗、行为治疗、家庭治疗等。认知方法最常用，可以帮助患儿学会如何有效地控制愤怒及解决问题的技巧方法，对改善患儿的症状有帮助。行为矫正的方法可有效改善患儿的对立违抗行为和品行障碍症状，但需要有目的、有计划、持之以恒去实施，才能取得良好的效果。

（2）父母培训　这是非常重要的一种方法。通过父母培训，帮助父母了解患儿的行为特征；了解不良的教育方法、有问题的亲子关系以及父母本身的处理问题方式，都会对对立违抗障碍的产生和持续存在产生不良影响；学会教育孩子的方法，帮助孩子建立起行为规则；学会对患儿运用正确的行为矫正的方法。要使父母主动与医生配合，改善教育子女及与子女沟通中存在的问题，并运用行为矫正的方法矫正患儿的不良行为。

（3）药物治疗　重症患儿应考虑药物治疗，兴奋剂是首选的药物，兴奋剂能够有效控制患儿的冲动和攻击行为。如果兴奋剂效果不够理想的话，可改用或合并使用择思达、可乐定或利培酮治疗，也有较好的效果。

（4）社会技能训练　该方法能够帮助患儿学会倾听，改善患儿与他人的交流，增强患儿处理问题的灵活性，增强患儿对挫折的承受能力，有助于患儿行为的改善。

多动症患儿共患抽动症该如何治疗？

多动症患儿共患抽动症时，如果单用兴奋剂可能会加重抽动的症状，如果使用氟哌啶醇、硫必利等治疗抽动症的药物，疗效不够理想，而且会加重多动症。哪该怎么治疗呢？

有报道用可乐定来治疗多动症合并抽动症的患儿，具有较好的效果，既能减轻多动症的症状，也缓解抽动症的症状。可乐定的用量从每晚0.05mg开始，以后每周酌情增加剂量0.05mg，通常每天剂量为3~6mg/kg，最大剂量0.3~0.4mg/天，可分3次服用。注意服药期间不能间断，停服时要逐渐减量，同时还要密切注意可乐定的不良反应。

如果抽动症不严重，仍可使用小剂量兴奋剂，同时加强心理和行为治疗。但有报道，多动症共患抽动症时，应用兴奋剂可能会加重患儿的抽动症状，因此，对共患重症抽动症的患儿，要慎用兴奋剂。

如果将可乐定与利他林合用，两种药物均采用小剂量，可减少两种药物的不良反应，也可取得良好的效果。

近年来，有报道采用择思达治疗多动症合并抽动症的患儿，也有良好的效果，在减轻多动症的同时，抽动的症状并不加重，部分患儿的抽动症状还可能减轻。

如果抽动严重，而以上这些药物的治疗效果又不明显，还可试用哌咪清、氟哌啶醇、硫必利，也可有一定的治疗效果。

药物治疗的同时，一定要加强心理行为治疗。对于抽动症患者来说，心理治疗的目的不是直接消除抽动症状，主要是支持和帮助患者消除心理困扰，减少焦虑、抑郁情绪，适应现实环境。在家长配合下，鼓励患儿建立信心，加强自我锻炼，提高适应能力。心理治疗需要医师、家庭和学校三方面充分合作，才能取得满意的效果。

多动症患儿共患焦虑症应如何治疗？

多动症患儿共患焦虑症时，首先要考虑其症状的出现是否与兴奋剂治疗有关。如果与兴奋剂治疗有关，应调整兴奋剂的剂量或药物种类。如考虑为广泛的焦虑症，在治疗多动症时应注意以下几点。

（1）消除社会心理因素 寻找并消除与焦虑发生有关的各种社会心理因素，对改善患儿的症状有帮助。

（2）心理行为治疗 这是重要的治疗方法。采用的方法包括支持心理治疗、认知治疗、认知行为治疗、精神动力治疗、游戏治疗、家庭治疗及放松治疗等。

（3）家庭指导 应对患儿父母进行指导和教育，从而帮助父母认识患儿疾病的特点，改善对待患儿疾病的态度，克服自身弱点或神经质倾向，消除家庭环境中的负性影响。

（4）药物治疗 有报道，择思达对于多动症共患焦虑症的患儿也有较好的效果。如焦虑症状较重，选用一些新型抗抑郁剂，如舍曲林、氟西汀、氟伏沙明等，可以有效改善患儿的焦虑症状，安全性也较好。

多动症患儿共患抑郁症该如何治疗？

多动症患儿合并抑郁症时主要表现为焦虑、忧郁症状，可无多动表现，此时如用一般精神兴奋剂或可乐定效果均不佳，甚至可能产生相反的效果。如果抑郁症状较重，应优先治疗抑郁症，如抑郁症状较轻，抑郁和多动症可同时予以治疗。

（1）安全防护或住院治疗 如果患儿有严重自杀观念或自杀行为，均应密切注意其安全，严防意外，建议住院治疗。

（2）药物治疗 虽然兴奋剂可能具有轻度抗抑郁作用，但是对于伴有中、重度抑郁，或轻度抑郁、服用兴奋剂情绪改善不明显的多动症患儿，应使用抗抑郁剂治疗。氟西汀、舍曲林、西肽普兰可有效治疗儿童、少年重症抑郁障碍，安全性也好。不过应注意与兴奋剂联合应用时两者之间的相互作用和耐受情况。据报道，择思达治疗多动症合并患抑郁的患儿，也可取得良好的效果。还有报道三环类抗抑郁剂，也能改善多动症和抑郁症的症状，但应注意不良反应。

（3）心理治疗 也是一种治疗方法，主要用于多动症共患轻度、中度抑郁障碍患儿的治疗，可根据具体情况，选择适当的心理治疗方法。认知行为治疗是最常用的方法，该治疗通过改变患儿的认知歪曲、鼓励增进正性心境的活动来缓解患儿的抑郁症状，同时，帮助患儿掌握解决问题的技巧，更好地处理负性生活事件。另外，支持性心理治疗、家庭治疗等对多动症共患抑郁症的患儿也有一定的效果。

中医可以治疗多动症吗？

近年来，已有许多应用中医中药治疗多动症的报道，反映了中医学治疗多动症的许多宝贵经验。

（1）辨证论治　这是中医治疗多动症的主要方法。通过对患儿临床表现的辨证论治，选择适当的方药或中成药。达到治病求本、调整阴阳、开窍养心、身心兼治的治疗目的。

（2）针灸治疗　通过选择身体上某些穴位进行针或灸，以疏通经络、调整阴阳。常用体针、耳针、腕踝针、艾灸等方法。

（3）推拿治疗　选择穴位进行推拿或按摩，达到治疗目的。此方法较简单，也可在家中进行。

（4）气功治疗　可在有经验的气功师指导下进行。

（5）饮食治疗　通过调整饮食以达到健身的目的。主要原则有合理营养，不偏食、不挑食，不吃含防腐剂、添加剂、色素、香料过多或含铅的食物。

近年来国内有学者报道，采用中枢兴奋剂与中医中药合用能显著改善多动症的症状，并能减少单纯服用西药所导致的各种不良反应。虽然中医药不像西药那样在短期内明显奏效，但就长远疗效来看，还是有很大效果的。另外，中医药还在增强体质、调节脏腑、促进食欲等方面有独特的作用。

治疗多动症常用的单味中药和中成药有哪些？

临床上用于治疗多动症的单味中药很多，达数十种以上，其中最常用的主要有：远志、石菖蒲、龟甲、茯苓（茯神）、龙骨、鹿角、熟地、山药、五味子、龙胆草等。

根据药理分析，远志具有镇静、抗惊厥的作用；石菖蒲、茯苓、龙骨等具有镇静安神作用，也有兴奋作用，兼顾兴奋与抑制，从而可避免单用中枢神经兴奋药的一些不良反应；鹿角有兴奋作用；动物实验表明，一定剂量的五味子可增强兴奋与抑制过程，并能促使兴奋与抑制相互间的均衡；龙胆草有益智、抗痫作用，可能对中枢神经系统有双相调节作用。

据报道，临床上治疗多动症的中成药有许多，包括传统古方和现代研制的新药两种。

常用的古方中成药有：知柏地黄丸、六味地黄丸、孔圣枕中丹，用于肾阴不足，肝阳上亢的多动症。柏子养心丸，用于心气虚症多动症。归脾丸，用于湿热内蕴、痰火扰心的多动症。血府逐瘀丸、生化汤丸，用于心肝肾失调的多动症。

现代研制的新药制剂有：集神口服液、补脑益肾糖浆、健脾益智糖浆、康益糖浆、小儿智力糖浆、静灵口服液、菖蒲益智丸等。

关于多动症的食疗方有哪些？

（1）鱼鳞膏　将青鱼、草鱼或其他较大鳞片的鱼鳞，洗净，清水1碗，煮沸15~20分钟，去鱼鳞，鱼鳞汤冷却后即结成膏状。食时可稍加酱油、麻油凉拌，亦可加糖，放入冰箱中片刻，作为冷饮，能补脑强身。

（2）参蛋汤　太子参15g，红枣15枚，鸡蛋2个，置锅内加水同煮，蛋熟后剥去蛋壳，再放回锅内同煮片刻，即可吃蛋喝汤。每天1次，连服2~3个月可见效果，对心脾气虚者效更佳。

（3）猪肉莲子汤　瘦肉75g，莲子30g，百合30g，共放砂锅内加水煮汤，调味食用。每天1次，连服3个月，尤适于脾肺两虚患儿。

（4）虾壳汤　虾壳15g，石菖蒲、远志各9g，水煎。每天1次，连服3个月，以痰湿蒙阻型患儿为佳。

（5）圆肉莲米汤　桂圆肉、莲米各15g，冰糖适量。将桂圆、莲米同放锅中，加清水适量炖煮成汤，放入冰糖烊化，再煮一二沸即成。每日1剂，早晚分服。可养血健脾，宁心安神。

（6）柏仁莲米汤　柏子仁15g，莲子10g，大枣5枚，大米50g，白糖适量。将柏子仁去壳捣烂，同莲子、大枣加清水适量煮沸后，纳入大米，煮至粥熟，白糖调服，每日1剂。可养心益脾。

（7）枣仁熟地粥　酸枣仁、熟地各10g，大米50g。将枣仁、熟地水煎取汁，纳入大米煮粥，待熟时加白糖适量，再煮一二沸即成，每日1剂。可养肝血、宁心神。

（8）安神猪心汤　猪心1个，酸枣仁、朱茯神、远志各10g，食盐适量。将猪心剖开洗净，与诸药同放锅中，加清水适量煮至猪心熟后，去渣取汁饮服，猪心取出切片调味拌服。可养心益肝，补血宁神。

（9）枣仁猪肝汤　酸枣仁15g，党参、当归各10g，猪肝100g，调料适量。将猪肝洗净，切片；加葱、姜、食盐、淀粉、料酒适量拌匀备用。先取诸药水煎去渣，取汁煮沸，纳入猪肝，煮至肝片熟后，味精调服，每日1剂。可养血疏肝，宁心安神。

（10）二子首乌粥　桑椹、女贞子各10g，首乌15g，旱莲草20g，大米50g，白糖适量。将诸药水煎取汁，加大米煮粥，待熟时，白糖调服，每日1剂。可益心养血安神。

预防保健篇

- ◆ 如何预防多动症?
- ◆ 如何早期发现多动症?
- ◆ 母孕期和围生期如何预防多动症的发生?
- ◆ 多吃维生素能预防多动症吗?
- ◆ 如何通过饮食来防治多动症?
- ◆ ……

如何预防多动症？

目前多动症的病因和发病机制尚不太清楚，一般认为与遗传、生物、心理行为和社会环境等多种因素有关，根据可能的病因，注意以下几个方面的措施，对预防多动症的发生有一定的作用：

（1）提倡婚前检查，避免近亲结婚，选择配偶时，要尽量注意无重症癫痫、精神分裂症等精神障碍史。

（2）适龄结婚，勿早婚，早孕，也勿过于晚婚，晚孕，避免婴儿先天不足。做好计划生育，使家长可以精心抚养子女，有利于孩子的身心健康。

（3）孕妇应注意陶冶情操，保持心情愉快，精神安宁。注意气候冷暖变化，注意营养，不吸烟、不酗酒，防止外伤，预防疾病，慎用药物，避免X线照射。

（4）做好围生期护理，提倡自然分娩，避免早产、产伤、滞产、窒息和各种新生儿疾病，减少胎儿和新生儿脑损伤的机会。

（5）创造温馨和谐的家庭生活环境，使孩子在轻松愉快的心情中度过童年，切勿盲目望子成龙，逼孩子死读书，剥夺孩子欢快的童年，造成不必要的精神创伤。

（6）为儿童提供良好、安静的学习环境。因为嘈杂的环境会影响孩子，孩子的注意力容易被周围的环境所吸引，使之无法专心学习。孩子读书时注意劳逸结合，适时休息，养成良好的学习习惯。

（7）正确教养孩子，不娇生惯养，不溺爱。从小培养孩子良好的行为习惯，注意培养孩子的注意力、观察力、记忆力和意志力，增加自控力和调节情绪的能力。

（8）鼓励孩子参加各种活动，如拍皮球、跳绳、踢毽子和各种手工活动等，加强动手、动脑和平衡能力的锻炼。

（9）注意孩子的合理营养和饮食卫生，使孩子养成良好的饮食习惯，不偏食、不挑食，多吃鱼、蛋、肉、禽、乳酸、谷、麦胚、坚果、豆、酵母及蔬菜、水果等。不要长期食用方便面类食品、涮羊肉、烤羊肉串等。

每日应饮用充足的水，不能用饮料代替水喝。

（10）养成良好的卫生习惯，保持环境卫生，不要带孩子长时间在马路边玩，尽量避免让孩子玩含铅的漆制玩具，尤其是不能将这类玩具含在口中。保证孩子充足的睡眠，加强体育锻炼，防止疾病发生。

如何早期发现多动症？

我们在门诊中常常发现，许多家长带孩子看病时病情已比较重了，学习成绩下降，各种功能也受到了影响，还经常伴有各种共患疾病，给诊断和治疗带来了很大的困难，也影响了治疗的效果。如果能早期识别多动症并及早进行干预，一方面可以降低治疗的难度和成本，提高治疗的效果；另一方面能够减少多动症问题对儿童其他方面的负面影响（如行为问题、学习问题、人际交往问题等）。

那如何才能早期发现多动症呢？早期识别主要在小学1~2年级进行，对于症状明显的患儿也可在幼儿园进行。

对于小学生，可以从课堂行为、作业情况观察着手。有以下几方面的问题，应引起注意。

（1）课堂学习中反应迟缓 可能是理解知识发生困难，也可能是注意力不集中所引起。

（2）记忆效果差 可能是对知识组织、编码、复述和精细加工等方面的问题，也可能是注意缺陷的问题，尤其是学习中的记忆差，而对于其他生活中的记忆并不差。

（3）注意力涣散 表明儿童在感受、选择信息方面有困难，或是自我控制能力较差。

（4）解题或回答问题思路混乱 表明儿童对课堂活动投入不够，或是根本不理解问题，有较多的知识缺陷，或是缺少解决问题的技能和策略。

（5）行为问题 课堂上屡屡违纪或干扰别人，常常伴有课堂不安静行为。

（6）作业表现　做作业时注意集中时间难以持久，作业拖拉，或边做作业边做其他事情等。

对于婴幼儿和学龄前儿童，如果有明显的、与年龄不相适应的多动、注意力不集中、冲动等表现，也应引起重视。老师和家长应该学习如何观察孩子的行为，发现异常，及时诊断，早期干预。

母孕期和围生期如何预防多动症的发生？

母亲妊娠期，尤其前3个月的各种异常，都有可能影响胎儿神经系统的正常发育，待孩子出生后出现各种神经系统的异常症状，易发生多动症。围生期是指妊娠28周至新生儿出生后1周，主要是孩子出生前后的一段时间。围生期的异常，特别是胎儿或新生儿的缺氧，都有可能影响胎儿或新生儿的神经发育，导致孩子长大后患多动症。因此做好母孕期和围生期的护理对预防多动症也非常重要。

孕妇应注意陶冶性情，保持心情愉快，情绪平稳，生活规律，避免各种感情的刺激。因为孕妇的思想、情绪、饮食起居及生活规律的紊乱等，都有可能直接影响到胎儿的发育，尤其是神经系统的生长发育。

母孕期吸烟和饮酒都可能造成胎儿的神经发育损害，因此孕妇不要吸烟和饮酒。

孕妇要注意保持身体健康，防止感冒，因为发热、病毒感染、中毒、营养不良、服药、X线照射等（尤其是妊娠早期）都有可能引起脑损伤（宫内窒息、分娩时所致脑损伤）、非正常分娩（产程过长、过期产、早产）和低体重儿，结果都会影响胎儿脑细胞的形成和发育，出现神经系统功能紊乱。孕妇生病后不要乱吃药，尤其是镇静剂类药物，如果必须服药，一定要在医生的指导下服用，妊娠期不应进行X线照射。妊娠早期要注意安全，不要爬高入低，避免摔跌受伤，以防先兆流产和脐带绕颈引起新生儿窒息。

出生前一定要密切注意孕妇及胎儿情况，特别是是否有宫内窘迫、缺氧和其他异常情况，必要时应及时行破宫术。产科医生要密切观察产程进展情况，发现有脐带绕颈或新生儿窒息现象就应分秒必争地进行抢救。

在分娩时一定要防止新生儿脑外伤，使用产钳、胎头吸引时要注意安全，防止颅脑损伤和过大的头皮血肿，因为脑外伤也是发生多动症的原因之一。

出生后应注意新生儿保健，注意喂养，防止窒息和各种疾病。因为新生儿的各种疾病，尤其是窒息，很容易使得新生儿发生缺氧，影响新生儿的神经系统功能。

做好母孕期和围产期保健，消除一切可能引起胎儿神经发育和脑损伤的因素，确保胎儿安全生长、顺利娩出，并积极防治新生儿疾病，对于预防多动症有一定的帮助。

多吃维生素能预防多动症吗？

维生素大多需要从食物中摄取，虽然它的量不多，但对人体的健康却很重要，如果身体中缺少了某种维生素，可能就会患某种疾病。有人甚至将维生素也当作"补品"来服用，那多吃维生素是否对也有预防多动症的作用？

维生素有十几种之多，可分为脂溶性（维生素 A、D、E、K）和水溶性（C、B_1、B_6、B_6、B_{12}、PP、叶酸等）两大类。人体内的维生素对机体并无直接的作用，大多构成各种酶的辅酶，从而参与机体的物质代谢。如维生素 A 主要构成视网膜感光物质、维持上皮功能及促进生长等；维生素 D 促进机体对钙、磷的吸收和骨骼代谢；维生素 E 与物质生长机能有关、具有抗氧化作用、抗衰老作用，维生素 K 参与凝血功能，维生素 C 参与体内氧化还原作用，并能促进细胞间质的形成……一般正常的饮食并不会引起维生素的缺乏，但由于种种原因，使得机体缺少维生素时，就会引起各种疾病，如缺少维生素 D 会患佝偻病，缺少维生素 C 就会患坏血病，缺少维生素 K 就会患出血症。

尽管小儿多动症的病因及发病机制尚不完全清楚，但可以肯定的是维生素并未直接参与多动症的发病，因此维生素没有直接预防多动症的作用，多吃维生素也不能预防小儿多动症的发生。但有些维生素如维生素E、B$_6$、B$_1$、B$_{12}$、叶酸等，由于他们作为辅酶参与了神经代谢的不同环节，在神经发育和代谢的过程中是必不可少的，因此适当补充这些维生素是有利于神经发育的，对防治多动症也是有益的。

如何通过饮食来防治多动症？

尽管目前还不能说多动症是"吃"出来的，但饮食因素确实对多动症的病情也有一定影响。因此，改善营养，平衡膳食，做到粗细搭配、荤素得当、营养全面，不偏食、不挑食，不仅有助于儿童大脑发育、调节神经系统的稳定和提高智力，对多动症的预防和治疗也是有益的。

①宜吃富含蛋白质的食物，如蛋类、鱼类、瘦肉等。蛋白质是构成神经细胞的重要成分，而优质蛋白质富含多种氨基酸，可缓解多动症状。

②宜吃鱼，鱼体内有营养物质"二十二碳六烯酸——DHA"，它对脑细胞发育有重要作用，可改善脑功能，提高智能。

③宜吃富含卵磷脂和维生素B族的食物，如动物的肝、脑、心、肾等，以及牛奶、鸡蛋、豆制品、瘦肉、玉米、水果及蔬菜等，卵磷脂是脑组织的组成物质。B族维生素参与体内物质代谢，有利于脑细胞对糖的利用。动物脑中富含卵磷脂，可起到"吃脑补脑"的作用。

④宜吃富含铁和锌的食物，如动物血、肝脏、瘦肉、牛肉等含铁较多，而牡蛎肉、奶制品、蛋类、花生、豆类、家禽、栗子、核桃、黑芝麻、肝脏等含锌较多。另外紫菜、海望、淡菜等有安定作用，也应多吃。

⑤宜吃果仁、西瓜子、南瓜子、松子仁等，因其含有油酸酯和亚油酸酯，对促进脑发育有较好的作用。

⑥不宜多吃糖或含糖多的饮料，如甜点心、各式糖果、饮料、冷饮等。高糖饮食可使儿茶酚胺等神经递质不足，导致多动。

⑦不宜多吃含色素多的食品，如可乐、橘子水、蜜饯、奶油蛋糕上的

红绿裱花等。

⑧不宜多吃西红柿、橘子、杏、苹果等，因为它们含水杨酸盐类，可影响神经信息。

⑨不宜多吃含防腐剂、调味剂、添加剂和人工色素的食物。如果冻、炸薯片、虾条、沙拉酱等。

⑩不宜多吃含铅、含铝食物，避免使用含铅、含铝食具。爆米花、贝类、向日葵籽、皮蛋等食物的含铅较高，油条含铝高。由于乙醇能促进铅的吸收，故不宜饮用含乙醇的饮料，如啤酒、小香槟等。

如何预防小儿铅中毒？

儿童对铅的毒性特别敏感，而铅毒对儿童大脑的损害是永久性的，可以引起儿童行为异常。预防铅中毒，应注意以下几方面。

（1）培养良好的卫生习惯　要求儿童进食前洗手，勤剪指甲，用铅笔、绘画笔后要洗手，不要让婴幼儿吸吮手指，不要让他们将异物放入口中，不要将涂有油漆的玩具或用具放入嘴中啃咬。

（2）防止铅从口入　食用食品时，防止塑料袋上的字、画或商标与食品（特别是油脂类食品和酸性食品，如油条、山楂糕等）直接接触。不要给儿童吃含铅较高的食品，如松花蛋等；蔬菜、水果食用前要洗净，能去皮的尽量去皮，以防残留农药中的铅成分。

（3）避免家庭污染　家庭新房油漆后应有较长时间空置后才能入住，不要使用陶器或碗内绘有彩色花纹的器皿盛装食品，特别是酸性饮料，不要在家中用油漆来美化墙壁。

（4）减少接触机会　尽量少带儿童在汽车来往的马路附近玩耍和长时间停留；如果父母从事铅的作业，回家前要及时换掉工作服，彻底洗手，以免污染儿童。

（5）注意营养状况　应注意儿童的主要膳食中供给充足的钙、锌、铁、维生素C、维生素B以及蛋白质等，如绿色蔬菜、乳类、蛋类、豆浆、动物肝脏、动物血、肉类、海产品、谷类、麦胚、豆、酵母等，有利于减少体内的铅负荷。

如何早期开发孩子的智能？

研究表明，儿童潜在能力的开发遵循着一个递减规律，教育得越早，越有利于潜在智能的发挥，而教育得越晚，越不利于潜在智能的开发。那如何来进行儿童智能的早期开发呢？

（1）1~3个月　训练重点在充分利用先天性反射的同时，建立后天条件反射，且越多越好，如定时喂奶、定时入睡等；让孩子听各种声音、看鲜艳的物品，训练小儿视线随物体作上下、左右、圆圈、远近、斜线等方向运动，来刺激视觉发育，发展眼球运动的灵活性及协调性；吸引孩子寻找前后左右不同方位、不同距离的发声源，以刺激小儿方位觉能力的发展。练习抬头、抓东西。

（2）3~6个月　训练重点在手的抓握能力和全身运动功能，如翻身、打滚和爬行，练习发音。让孩子从周围环境中直接接触各种声音，可提高对声音的识别能力。用不同语调、表情，逐渐提高对语言的区别能力。

（3）6~9个月　练习爬行，发展对语言的理解能力，鼓励孩子的模仿行为，发展手眼协调和认知能力，提高视觉定位能力。训练小儿分辨面部表情，使他对成人不同语调，不同表情有不同的反应，并逐渐学会正确表露自己的感受。

（4）9~12个月　训练重点是培养独立站和行走能力，培养语言能力和认识事物的能力。教小儿配合成人穿衣、戴帽、穿袜、穿鞋等，这不仅能培养小儿生活自理能力，而且能强化左右的方位意识。

（5）1~2岁　训练重点是走、跑、跳的灵活动作，训练手的灵活性和准确性、稳定性、协调性，促进运动的协调性和躯体的平衡能力。教孩子说完整的句子，回答问题，说明事物，培养儿童的观察能力，进一步发展认识能力。通过模仿游戏、看图片，有意识、有计划地培养孩子练习绘画，通过听音乐来培养孩子的想象力和创造力。养成定时进食，定位进餐的习惯，培养独立能力。

（6）2~3岁　进一步练习跑、跳能力，多做动手的游戏。重点培养孩子的口头表达能力、思维和概括能力，注意培养幼儿注意的持久性、集中性，培养孩子的独立性。鼓励小儿做力所能及的事，培养良好的睡眠、饮食和讲卫生、爱劳动等习惯，培养小儿良好的道德品质和情感。

如何进行学龄前儿童的注意力训练？

良好的注意力是通过培养逐渐发展起来的。新生儿就有听的注意力，听到声音就有反应，但以被动注意占优势，以后主动注意才逐渐发展起来，到了学龄期儿童持久的注意力已经建立。注意力的培养要从小开始，尤其学龄前儿童注意力的培养特别重要：

（1）充实生活内容　扩大学前儿童的生活经验，培养各种兴趣。如让他们参加游戏、泥工、绘画及日常生活中的简单劳动，使注意对象变为儿童的行动对象，使之处于积极活动状态，有利于保持注意。家长还可以把孩子带到新鲜的环境中去玩，如到公园让他看一些以前未见过的花草，造型各异的建筑物以及其他引人入胜的景观，或带孩子到动物园去看一些有趣的动物等，利用孩子对新事物的好奇心去培养注意力。

（2）生活学习规律　从小培养孩子良好的学习、活动和生活习惯，克服任性、自私的行为。每天的学习、训练最好固定时间、固定地点进行，学习和训练时不能做不相关的事情。养成学习、活动和生活规律，可以形成心理活动定向，即每当孩子在习惯的时间和地点坐下时，注意力便条件反射似地集中起来。

（3）培养广博兴趣　兴趣是产生和保持注意力的源泉，孩子对事物的兴趣越浓，其稳定、集中的注意力就越容易形成。可采取诱导的方式，如培养儿童的识字兴趣，开始可利用小孩喜欢听故事的特点，给小孩买一些有文字提示的图画故事书，让孩子一边听故事一边看书，引发孩子的识字兴趣，然后用卡片、积木教孩子拼、认简单的象形字，从而使孩子的注意力在有趣的识字活动中得到培养。

（4）提出任务要求　要使学前儿童明确注意的目的和意义，提出的任务越具体、要求越明确，越容易引起幼儿注意力集中，注意力维持的时间也就越长。训练时，不做与学习无关的事，并注意训练使孩子听、看、想和做能初步做到协调一致。在日常生活中，家长也可以训练孩子带着目的自觉地去集中和转移注意力。

（5）不同训练项目　注意力是在训练中、生活实践中形成和发展起来的，根据不同年龄可采用不同的训练形式，如看图识字、学儿歌、写书法、讲故事、做手工、穿针、弹琴、拍皮球、掂乒乓球、跳绳、踢毽子、沿直线走等。训练时间和难度应与年龄相适应，从最短时间开始，要求专心致志，使注意力能保持5~10分钟，并逐渐延长。如开始穿针可用较粗的针，以后逐渐穿细针，规定时间和速度，既可训练注意力，也可使眼手协调能力增强。注意训练时家长最好在场观看，并做好记录，如孩子有进步或成绩提高，应给予鼓励和表扬。

（6）提高观察能力　孩子的观察力越强，注意力越高。首先要培养儿童观察的兴趣，家长应为儿童寻找使之好奇的事物进行观察训练，引导其细心观察，并掌握观察方法。让孩子学会从简单到复杂、由易到难、由局部到整体、由表及里地观察事物，在观察过程中，向孩子提出问题，引导他思考，使他逐步认识到事物的本质，如观察图形里隐藏的东西或找出两幅画的相同点、不同点等等。

（7）培养自控能力　要排除外来干扰，维持长时间、集中的注意力，必须具备一定的自我控制能力。家长可以从帮助孩子控制外部行为做起，要求孩子在一段时间内专心做一件事，不能一会儿干这，一会儿又干那，如不要边吃饭边玩；在看书、绘画时要保持正确姿势、不乱动、不乱摸。还可以让孩子通过某项专门训练，如练琴、书法、绘画来培养自制力。

（8）培养儿童意志　所谓注意力，实际上也是一个人的意志力，只有意志坚强的人才能成为主动注意的主人。

如何培养孩子的观察力？

观察是儿童认识世界的重要途径，观察力是小儿心理发育的一部分，培养孩子的观察能力，是提高整个学习能力的重要途径。

（1）教孩子观察大自然　孩子观察力的发展是在丰富的环境中发展起来的，大自然就是培养儿童观察力最好的课堂。家长要经常带孩子到大自然中去，观察山、水、土地、气候、四季、风、星辰、花草树木、鸟、兽、鱼、虫等的自然景象及其变化等，家长还应带孩子到公园、广场、动物园、植物园去散步、游玩、欣赏；或参观自然博物馆、花木虫鸟展览会等。既能大大提高孩子的观察力，也促进孩子的智力发展。

（2）教孩子观察生活物品　我们的生活与周围的生活物品是分不开的，如桌椅、餐具、床、灯、电视等。要让孩子仔细观察和熟悉这些生活物品，知道这些物品的形状、材料及各种用途。

（3）教孩子在观察中比较　教会孩子比较观察到的自然现象和生活中的物品，如冬天的花与夏天的花有何区别？风和雨有何区别？老虎与狮子有何区别？青菜与白菜有何区别？除此之外，还可用各种图片来观察两种物品的不同，如图画上的动物或人缺少什么？画面上不同的人有何特点？两张图片上的画面有何不同之处？指导孩子观察时，注意启发与想象紧密结合。鼓励孩子观察事物时要认真细致，要有目的性。

（4）教孩子用感觉器官观察　教孩子在观察事物时充分利用自己的各种感觉器官，来获得对外界事物的认识。如吃水果时，要让孩子看看外形特征和颜色，用手摸摸表面是光滑或是粗糙，是软是硬、是温是凉，用鼻子闻一闻，用嘴尝一尝。家中买来的鱼，不仅要孩子看，还要让孩子去触摸，去抓一抓，然后让孩子谈一谈有什么感受，将自己观察的事物讲出来或写出来。

（5）教孩子在观察中提问　在观察中，要让孩子多提问，多问为什么，鼓励孩子发表自己的看法，并提出新问题。同时家长也要向孩子提问题，要指导孩子观察事物的规律和观察分析的顺序，培养孩子透过事物的现象看本质，从而使孩子的观察力得到进一步发展。还可以和孩子比赛，看谁观察到的细节多，谁最先找到某个目标，以鼓励孩子的积极性。

观察力是从小培养和发展起来的，家长可通过言传身教，树立榜样，帮助孩子培养敏锐的观察力，要让孩子始终保持观察的兴趣。

如何培养孩子的记忆力？

学龄前期是记忆发展的重要时期，由于年龄的增长、词语的使用和与成人的交往，孩子记忆的数量、质量都在不断地发展。因此应抓住这一时期，提高孩子的记忆力。

（1）营造宽松的记忆氛围　为孩子创设一个和谐、进取、有激励性的记忆氛围，始终都对孩子充满信心，以成功、赞赏的态度来感染孩子。不要一味责怪孩子"笨"，以免使孩子产生自卑心理，失去了记忆的兴趣。孩子进行记忆活动时，先要求他调整好自己的情绪，如回忆"辉煌成就"、想高兴的事等，以愉快的心态去记忆，避免在紧张、担忧、恐惧、焦虑的情绪中记忆。

（2）丰富孩子的生活环境　有生活经历才有记忆，家长要从小给孩子提供丰富的生活环境。给孩子玩各种彩色的、有声响的、能活动的玩具，多和孩子讲话，听音乐，给孩子念儿歌、讲故事，带孩子去公园、动物园、商店，和孩子一起做游戏。孩子对形象鲜明、感兴趣的或能使他们高兴或惊奇的事物，都会留下深刻印象，容易记忆。

（3）给孩子布置识记任务　先从最简单的做起，如要孩子去取一样东西或传一句话，随着孩子年龄的增长，任务可逐渐复杂。如让孩子帮助记住家里东西放在何处、家庭住址、电话号码；记住玩具名称、放置地点、数量等；去公园玩时记住看到的人和景物，每天发生的事情等。让孩子在限定时间内看画或图片，然后让孩子说出图片上的物品和特征。

（4）增强孩子记忆的信心　一个人有了信心，才能注意集中、开动脑筋、想方设法去记忆。幼儿学习某种知识或技能，不能靠强迫命令，而是要激发起其学习的兴趣。家长切忌讥讽、打击孩子记忆的信心，而应了解其记忆的不足之处，分析记忆不好的原因，多帮助、多鼓励，让孩子从小增强对自己记忆力的信心。

（5）指导孩子记忆的方法　家长要针对孩子的不同年龄阶段进行记忆方法的指导。年幼儿童记忆的主要方法是机械识记，不断重复需要记忆的内容，可教他们背诵一些儿歌、诗歌，记住一些简单的科学常识。入学前的儿童可以教他们运用顺序记忆、归类记忆、联想记忆等识记方法。入学后儿童要记住一篇课文，可用整体记忆和分段记忆等方法。

（6）加强锻炼，增强记忆　家长要督促孩子加强体育锻炼，注意记忆卫生。让孩子在空气流通处记忆，以使大脑得到充分氧气；减少孩子与烟、酒的接触；劳逸结合，减少记忆疲劳；多吃一些鱼、瘦肉、蛋黄等富含蛋白质和乙酰胆碱的食物。

记忆的方法多种多样，将孩子引入记忆方法之门，让他知道用有效的记忆方法提高自己的记忆力，促使他去探索、交流、创造适合自己的记忆方法，以达到提高记忆的目的。

如何培养孩子的意志力？

所谓意志，是一个人决定达到某种目的所产生的心理状态。而意志力，则表现为一个人实现自己生活、学习、工作直至人生目标的重要品质，同时，也是一个人克服困难、跨越障碍、解决矛盾的心智力量。培养孩子的意志力，对于他今后的成长和发展是非常重要的。那么，我们该如何培养孩子的意志力呢？

（1）制定目标计划　培养孩子的意志，需要从具体的事情开始。家长布置孩子的任务要明确，并要指导孩子按照预定的目的和计划一步一步地完成任务。对完成任务好的要给予鼓励和表扬，对他们的意志行为要进行强化，逐渐培养孩子良好的意志力。

（2）培养良好习惯　在孩子形成良好行为习惯的同时，也培养了他们良好的意志力。培养孩子的行为习惯要从小事做起，如遵守作息时间、按时完成作业、做完作业后收拾书包等。培养行为习惯时要严格要求，要求他们该完成的任务一定要完成，决不能半途而废。

（3）鼓励克服困难　意志活动常常和困难在一起出现。家长在培养孩子意志力的活动中，可以设计稍微有点困难的活动。如果太容易，孩子就不需要付出什么努力，对意志的培养当然没有什么好处。在孩子面对困难的时候，家长要鼓励孩子、相信孩子。在家长的鼓励、支持下，孩子比较容易想出应对的方法，克服困难，锻炼了自己的意志。

（4）学会控制情绪　在实现目标过程中，各种干扰的思想情绪会露出头来，消磨人的意志，如自我怀疑、恐惧、烦躁、焦虑等。这时，可以通过一些激励的口号、故事、名言、经验等，来帮助孩子调整情绪，使孩子重新树立信心。需要提醒的是，确立的目标应是孩子认同的，才能使孩子切实地实践"意志力"的锻炼和提高。

（5）家长做出榜样　榜样的作用是无穷大的，当父母自己面对一些困难的时候，更要坚强，不要轻易就放弃，因为你的一言一行都在影响着你的孩子。家长还可以通过其他的方式给孩子树立意志力品质的榜样，比如观看一些有正面引导效果的影片、讲英雄事迹故事等。

如何培养孩子的自信心？

有不少家长会问"我的孩子在家里胆子还挺大的，可到了学校却好像变了一个人，胆子很小，上课不敢举手发言，不会和小朋友玩，许多活动也不敢参加，总认为自己不行，缺乏兴趣和信心"这是为什么？又该如何才能让这些孩子变得有自信心呢？

自信心是孩子性格中十分重要的素质，家长要从小注意培养。心理学家研究发现，父母的教养态度对孩子性格的形成有很大的影响，也影响孩子的自信心。

如果家长对孩子总是持否定的态度，容易使孩子丧失信心。有些家长对孩子期望过高，要求过严，对孩子的行为活动总是不满意，对孩子做的事说三道四，经常讽刺讥笑孩子，弄得孩子不知所措。孩子长大后，性格会变得多疑、自卑，对任何事情都没有自信心，缺乏上进心。所以，家长要对孩子持肯定的态度，多鼓励、多赞赏，少批评，让孩子觉得我是行的！我是有能力的！我是能做好的！孩子往往是从别人的态度中来认识自我的。

如果家长对孩子过度照顾和保护，使孩子没有机会去做自己想做的事，没有机会培养自己应付挑战的能力，也会影响到自信心。孩子在遇到困难时就感到害怕，不敢面对挑战，不认为自己有能力解决问题，而是寻找家长或他人的帮助。久而久之，对新事物的兴趣和探索精神也逐渐丧失。因此，家长应改变对孩子的态度，鼓励孩子做一些力所能及的事，不要包办代替，遇到失败和挫折时，不要批评孩子，而要激励孩子再尝试、再实践。自信心是在孩子自己的实践中形成的，而不是别人能给予的现成的东西。

如何调节孩子的情绪？

现在，越来越多的孩子暴露出情绪方面的问题，他们爱生气、易发怒、孤僻、退缩等。如能早期发现孩子的苦恼，引导孩子控制冲动，调节情绪，对于他们今后的学习、生活和交往都有帮助。帮助孩子调节情绪主要从以下几方面着手。

（1）认真倾听孩子的倾诉　孩子需要倾诉和理解，倾诉能化解他们的烦恼。我们应站在孩子的角度，去想象、体验孩子的感受，并结合孩子的家庭背景、个性特点等情况去分析。当孩子确切地知道自己处于紧张、难过、羞愧等某一情绪状况，并且从成人的话语中知道这一切都很正常，是自己可以面对并处理好时，他就会较快的平静下来，获得自我调整的力量与方法。孩子遇事时要让他们谈谈心中的感觉，要让他们平静地讲出自己的想法，可以帮助他们提高表达情绪的能力。我们也能从中发现孩子的负面情绪，然后有针对性地开导他们。

（2）理解接受孩子的感受　让孩子成为自己情绪的主人，我们就应该接受孩子的负面情绪，设身处地安慰他们，引导他们。心理学家认为，孩子的情绪不会因为大人的一句"不要这样想"或者"你的感觉不应该有"而消失，孩子的感觉和愿望都是可以接受的，只有尊重、同情孩子的感觉，才能有效地帮助孩子。

（3）帮助调节孩子的情绪　首先要了解孩子的需要，其次要教育孩子必须用语言来表达自己的想法和感受。要让孩子懂得用语言能更好、更全面、更正确地使别人了解自己。要经常对孩子的情绪表达做出评议，使其懂得怎样的情绪表达是对的、合理的，怎样的情绪表达又是错的、不妥的，以使其明白在不同的时间场合、对待不同的人与事时，应该怎样调节控制自己的情绪。对已具较强理解接受能力的孩子，还可指导其学习应用一些调控情绪的方法，如要努力用意识来控制自己的情绪变化，常向自己发问这样的情绪该不该、是否适度和适时，在暴怒时暂时闭门独处，使情绪得到冷却。

多动症患儿能正常上学吗？

多动症患儿由于多动、注意力不集中、冲动等，常会影响学习，学习成绩差。有些患儿还会破坏课堂纪律，骚扰其他同学，影响了教学进度。因此多动症患儿在学校不受老师和同学们的欢迎，常常被认为是"品学兼差"的"坏学生"，有的学校甚至还发生将多动症患儿拒之门外、让其在家休学的现象。那多动症患儿能正常上学吗？

尽管患多动症的孩子有这么多不良的行为表现，但他们大多数智力是正常的，是完全可以上学接受教育的。如果孩子休学在家，他们多动症的症状非但不会好转，而且功课也落下了，成绩进一步下降，行为问题可能会更多，各种症状反而会加重。此外，还会使孩子自尊心受到伤害，心理上造成阴影，由此而产生自卑、抑郁、孤独等心理障碍。我国的《义务教育法》和《教育法》都规定，适龄儿童有受教育的权利，即使是患有传染病，学校也只能劝学生回家养病，等病好以后再继续上学，更不用说是多动症了，我们不能轻易剥夺儿童受教育的权利。

对于患多动症的孩子，如果学习跟不上，可通过上补习班、"开小灶"、请家教等办法加以帮助，或进特殊班级，尽量不让这些孩子落下学习进度。老师和家长对多动症的孩子应加强教育，予以心理和行为治疗。如病情比较严重，尤其是对影响其他同学的患儿，可在医生指导下进行药物治疗。

多动症患儿能参加体育活动吗？

不少人认为，多动症的孩子多动、冲动，缺乏危险感，不宜参加体育活动。其实，只要注意做好防护工作，多动症的孩子是可以参加体育活动的。

患多动症的孩子往往精力过剩，活动过度，参加体育活动可以充分发挥他们特长，也使他们过多的精力能释放出来，展现自我，可以收到良好的效果。另外，通过集体活动，也可使他们更能遵守活动规则，有助于良好行为规范的养成。相反，如果不让患多动症的孩子参加集体体育活动，则会挫伤其积极性，结果适得其反，如果他们具有某种运动天分的话，很容易就被埋没了。其实，患多动症的孩子在运动场上并不一定真的"多"动，他们的活动量可能与正常儿童也相差无几，关键是要引导和管理。所以，家长和老师要组织多动症的孩子多参加多种体育活动，如跑步、打球、游泳、爬山、跳远等活动。

我们大家都知道菲尔普斯的故事，据说这位在第29届奥运会上大出风头，获得8枚金牌的游泳天才，他小的时候就被诊断为多动症，还曾服了2年的药物。后来经过教练的悉心指导和自己的努力，最后终于获得成功，在游泳方面展示了自己的天分，成了世界泳坛第一人。设想如果当时不让他游泳的话，他的游泳天赋就会被埋没了。

不过，由于患多动症的孩子有多动、冲动等特点，没有危险感，常常做出一些危险的行为和活动，因此在多动症患儿参加体育活动时，老师和家长一定要做好防护工作，注意孩子的安全，对某些有一定危险性的活动，则需要有大人在场，必要时要适当限制，避免危险。

多动症患儿长大后最适合于做什么工作？

人们一提起多动症，常常会过于强调其对学习的负面影响，不少人甚至认为患多动症的孩子长大后成不了大器，很难找到工作，即使找到工作，也会经常跳槽，在工作中做不出什么成绩。

确实，不少患多动症的孩子长大后在工作上可能出现这样或那样的问题，但事实上其他人也可能会有这些类似的问题。其实，多动症的孩子长大后还是具有其擅长之处的，因为他们有旺盛的精力、奇特的想象和好动的个性特征，因而他们更适宜于销售、软件设计、股票经营、手工创作和绘画、作曲或某些体育项目等职业，这就是多动症患者的优势所在，他们在这些行业中可能会有发明创造，获得成功的也有许多。泳坛天才菲尔普斯的成功就是一个很好的例子，据说大发明家爱迪生、天才科学家爱因斯坦、大音乐家莫扎特等名人在小的时候也曾是个多动症的孩子。与其让他们与别人合作，倒不如让他们从事更能发挥自己才能的工作，可能还会有所成就。

诚然，如果要想在事业上有所建树，还是要克服多动症的种种心理缺陷。另外，家长在孩子的成长过程中仔细观察他们对什么感兴趣、热衷于什么，给他们建立一个能拓展其兴趣和能力的环境，在他们成长过程中"助"其一臂之力。

什么是多动症的社会防治？

多动症是儿童期最常见的一种心理行为障碍，小儿多动症的防治不仅需要家长、老师和医生的参与，还需要全社会的共同参与，小儿多动症的社会防治是不可缺少的一环。

（1）政府支持　小儿多动症防治工作需要得到包括卫生部门、教育部门在内的各级行政部门的支持。目前我国已将多动症定为儿童青少年期精神障碍流行病学调查的第一个重点疾病，作为重大的公共卫生问题，小儿多动症已经受到政府的高度关注。各地区应向上级领导部门提供本地区多动症的流行情况、社会需求、可治疗性及不治疗所致不良预后的信息，宣传防治工作的重要性。应将相关内容纳入地区整体卫生工作的发展规划，制定相应的实施方案，明确不同部门的职责，形成有效可行的工作机制和保障机制，使多动症的防治常规化。

（2）人员培训　人员培训工作对于可持续开展多动症的社会防治至关重要。各级医务人员，包括精神科医生、儿科医生、儿保医生、全科医生和初级卫生保健人员等，都应学习多动症的知识，掌握诊断标准和治疗方法。心理咨询师、心理治疗师应能够识别、转诊多动症，掌握可操作的心理社会干预手段。幼教保育员、中小学各年级的班主任、德育教师、校医、心理辅导员应能够识别、转诊多动症，并协助患儿按时服药，掌握可操作的心理社会干预手段。家长和抚养者应对多动症有一定程度的了解，并能配合运用可操作的家庭干预手段。

（3）健康教育　目前大众对多动症的了解仍不足，在许多方面甚至存在不少误解。应通过各种不同的形式，向社区人群宣传多动症的概念、典型的临床表现、危险因素、共患病、可治疗手段及不良预后。使人们认识到多动症是一种常见病，病因包括生物、心理和社会等多种因素，需要早发现、早治疗，治疗方法包括药物、心理社会方法，家庭和学校可在治疗中起积极的作用。

（4）设计评估　根据当地、当时的条件和资源水平，制定出多动症的社会防治计划。可以是分阶段的，也可以是整体的规划。在制定防治计划的同时，还应制定出评估方案，评价防治工作的成果。

家庭如何预防多动症？

儿童的行为与家庭环境密切相关，家庭因素在多动症的防治过程中起着举足轻重的作用，因此家庭应尽可能为孩子创造一些条件，预防多动症的发生。

（1）提供安静的学习环境　为孩子提供一个良好、安静的学习环境，对预防多动症是十分重要的。如果环境不安静，会影响孩子，很容易分心，使之无法专心学习。如果孩子一面看电视，一面做作业；或者一面背书，一面参与大人的谈话，时间一长，就会产生做事没有条理、思考问题没有系统性，做事容易杂乱无章、没有头绪。孩子在学习的时候家长不要打扰，但应注意观察，发现孩子有注意力不集中的时候，可给予督促和提醒。

（2）改进对孩子教育方法　父母应多给孩子更多的关爱，多与孩子交流。对孩子要严格要求，不能溺爱，也不能采取动辄打骂、训斥的方法。要量力而行，不要对孩子期望过高，不要逼孩子死读书，应劳逸结合。当孩子出现良好行为时，要及时地给予表扬鼓励，而当孩子出现不良行为时，也不应打骂，可以采用隔离法、消退法等方法来停止其不良行为。

（3）改善不良的家庭关系　父母以及其他家庭成员之间要相互信任和支持，要学会解决家庭问题的技巧，避免吵架、相互漫骂、攻击、讽刺、挖苦等，努力建立一个亲密、轻松、积极、健康的和睦家庭，让孩子生活在充满爱的家庭环境中。

（4）改善家庭的不良环境　家长应注意提高自身素质，为孩子做出榜样作用。家长要学会解决家庭问题的技巧、学会与孩子共同制定明确的奖惩协定、有效避免与孩子之间的矛盾和冲突，掌握如何使用阳性强化方式鼓励孩子的良好行为，使用惩罚方式消除孩子的不良行为。

（5）保持与学校老师联系　保持与学校老师的密切联系，经常与老师交流，了解孩子在学校的表现，并把孩子在家中的情况反映给老师。学习有关多动症的知识，如发现孩子有行为、情绪等问题，应及时带孩子到医院就诊。

学校如何预防多动症？

学校是学生学习和活动的主要场所，老师和学生的接触最多，对学生的情况最了解，最能发现学生的问题，也是多动症的防治中最重要的一个方面。因此应积极改善学校的环境，作好多动症的防治工作。

（1）学习氛围　学校要注意改善教学环境，树立优良的学习风气，弘扬人人爱学习的良好风尚，使学校成为教书育人的模范场所。

（2）学习环境　学校应有安静清新的学习环境，学校要创造朝气蓬勃、好学上进的风气。提倡团结友爱、助人为乐的精神，要鼓励学习优秀的学生帮助学习差的学生，共同进步。要及时化解学生与学生之间、学生与老师之间的矛盾，及早发现学生的行为问题，帮助他们纠正。

（3）课堂规则　教师要向每个学生讲清具体的课堂规则，并强调它应该是每个学生必须遵守的，鼓励和强化学生积极的课堂行为，强化学生的自觉性和自控力。对于每节课的课堂安排和组织，教师应当在教室里张贴一日计划表和课堂规则。尽量将多动、"调皮"同学分隔开来，不要安排坐在同一座位。

（4）教学方法　教学安排和教学内容要增加新颖性和趣味性。教师要根据不同年龄段的学生注意力维持时间的不同安排课程内容，上课要采用生动和形象化的方法，视听结合，可适当采用多媒体教学以便吸引学生的注意力。上课内容要丰富生动，老师与学生要有互动性，提高学生上课的兴趣。不要布置过多的课外作业。

（5）劳逸结合　上课间期应该安排一些活动项目，一方面让孩子的大脑得到休息，另一方面让孩子过多的精力释放掉，有利于下节课认真听讲。注意让学生们多参加体育活动，锻炼身体。

（6）周围环境　学校周围不能有大量废气排放，不能有各种嘈杂的噪音，在学校附近不应开设游戏网吧、舞厅等学生不宜的娱乐场所。

教师应该学习有关多动症的知识，了解初步识别多动症的方法，早期发现，并做好多动症的预防和早期干预。

社会能力训练对预防多动症有何帮助？

社会能力训练的目的是改善儿童在交往行为方面的困难，教会他们与同伴相处的能力，促进儿童与同伴之间建立良好的社会关系。通过训练，使孩子学会与他人接触、沟通，学会倾听与理解，能够认识情绪，自我调节，解决问题，消除或减少攻击性行为。

社会能力训练多以训练班的形式进行，也可个别训练，需要3个月或更长的时间，一般每周1~2次。培训方法多种多样，可采取演讲、角色扮演、观看录像等方式，其中行为演练尤其重要，教练人员不直接参与孩子的扮演，而是观察和导演，对良好的行为给予口头表扬或代用币，对破坏性行为给予批评或惩罚。

据报道，社会能力训练可明显提高儿童的社交技巧，减少言语、躯体攻击性行为和对立违抗等不良行为，对多动症的防治也有较好的效果。国内有学者报道了30例儿童行为问题8周的技能训练结果，临床有效率达到60%~77%，显示该方法具有可接受性和可行性，具有推广的潜力。

美国人是怎样对待多动症？

美国是开展多动症研究最早、最深入的国家，他们是如何对待多动症呢？

（1）知识普及率高 在美国，几乎人人都知道多动症是一种疾病。各种宣传媒体，如报纸、书籍、电视、广播、网页和讲座等都会介绍多动症的知识。学校老师都有关于多动症的诊断量表，如果发现有可疑多动症的学生，就会对学生进行量表测试，然后通知学生的家长，让家长带孩子到医院去就诊。如果家长发现孩子有多动、注意力不集中等表现，也会主动带孩子到医院去就诊。

（2）能够正确对待 由于对多动症有比较正确的认识，如果孩子被诊断为多动症，家长都能冷静对待。一般不会有任何紧张、恐惧和抵抗心理，而是平静地带孩子去找心理顾问咨询，寻找治疗的办法。如果医生建议孩子服药治疗的话，大多数家长都能够接受，一般不会嫉医讳药。

（3）药物治疗增多　据报道，近年来美国药物治疗多动症的比例明显增加。目前，在美国约有5%的中、小学生都在服用利他林等兴奋剂。

（4）反对呼声存在　在美国，也有反对"多动症学说"的个人或组织，他们认为多动症是一个骗局，是不存在的，是美国文化的"副产品"。他们指责精神病专家毁了儿童、药物控制了孩子的心灵，应停止服用药物治疗多动症。也有人认为多动症是被"过度诊断"或"过度治疗"。他们常在报纸、杂志上发表不同意见，在学术会议会场外抗议，呼吁政府干预药物治疗等。